性ホルモンで乗り越える男と女の更年期

知っておきたい驚異のテストステロンパワー

女性医療クリニック・
LUNAグループ理事長
関口由紀

産業編集センター

Contents

1章

2章

3章

閉経後のテストステロン補充で生まれ変わった私

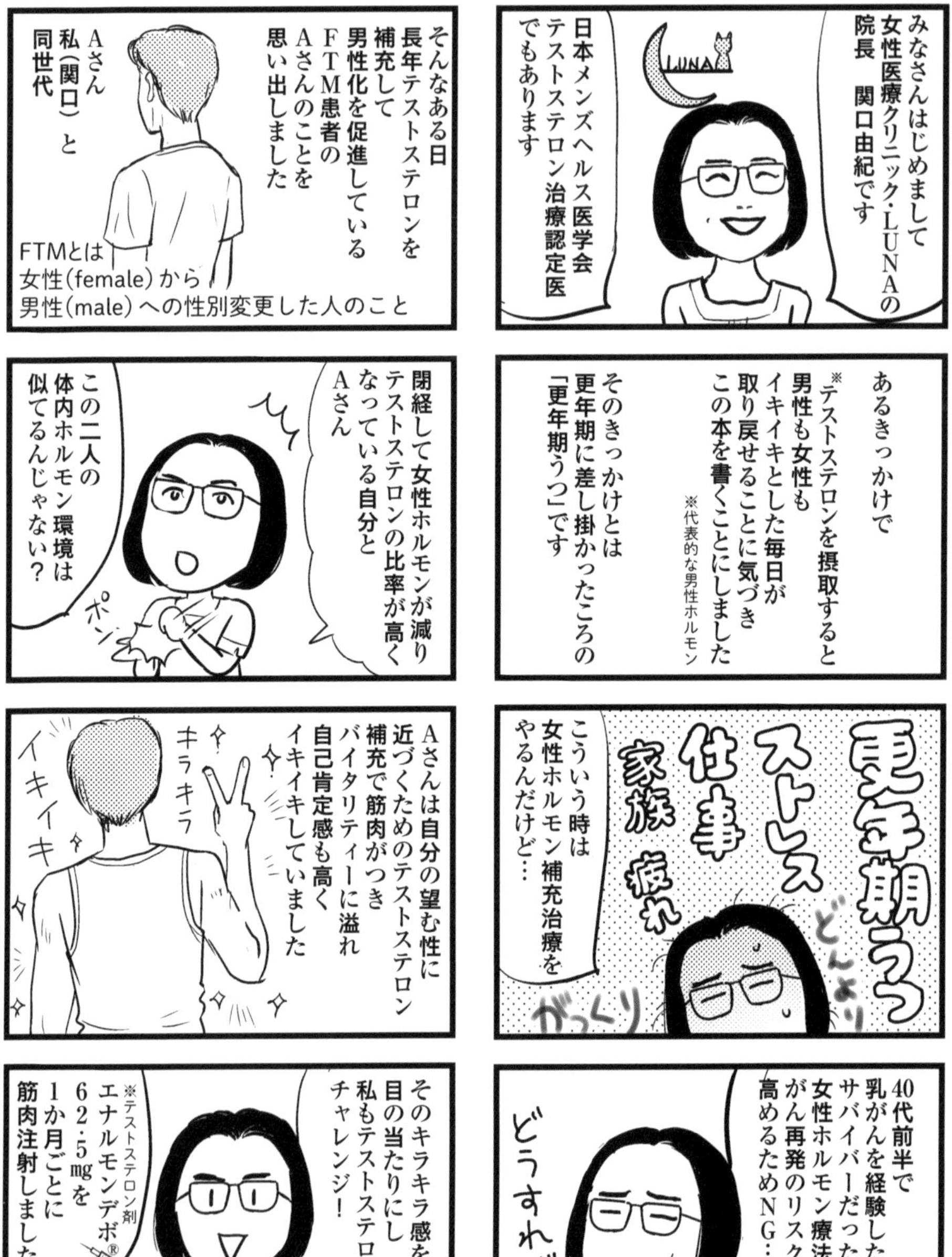

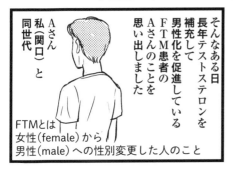

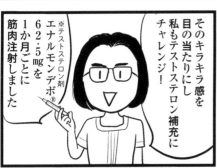

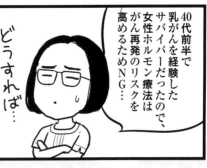

筋トレで筋肉がつきやすくなり、倦怠感がなくなった

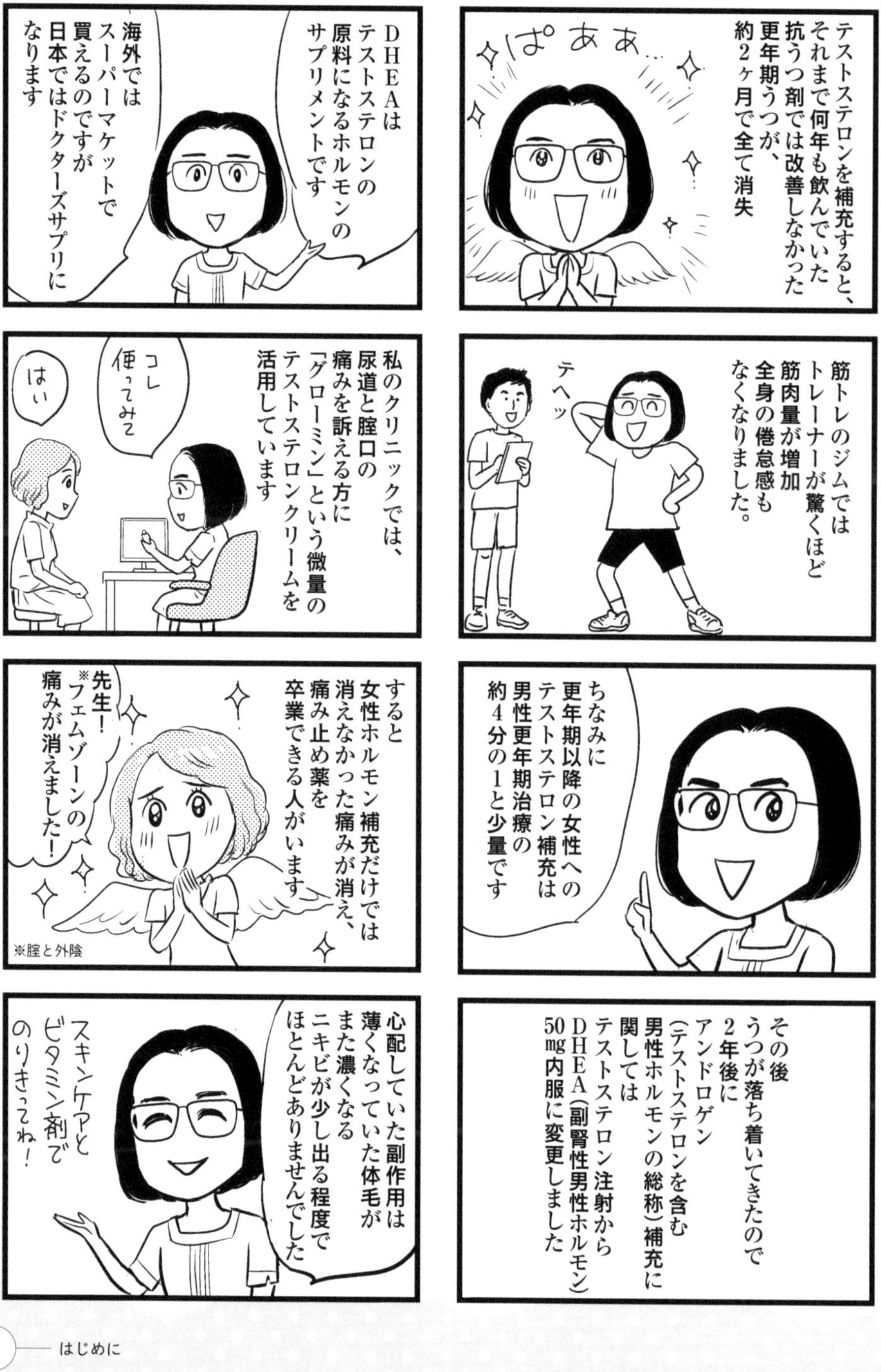
テストステロンを補充すると、それまで何年も飲んでいた抗うつ剤では改善しなかった更年期うつが、約2ヶ月で全て消失
ぱああ…
筋トレのジムではトレーナーが驚くほど筋肉量が増加全身の倦怠感もなくなりました。
テヘッ
ちなみに更年期以降の女性へのテストステロン補充は男性更年期治療の約4分の1と少量です
その後うつが落ち着いてきたので2年後にアンドロゲン（テストステロンを含む男性ホルモンの総称）補充に関してはテストステロン注射からDHEA（副腎性男性ホルモン）50mg内服に変更しました
DHEAはテストステロンの原料になるホルモンのサプリメントです
海外ではスーパーマーケットで買えるのですが日本ではドクターズサプリになります
私のクリニックでは、尿道と腟口の痛みを訴える方に「グローミン」という微量のテストステロンクリームを活用しています
コレ使ってみて
はい
すると女性ホルモン補充だけでは消えなかった痛みが消え、痛み止め薬を卒業できる人がいます
先生！※フェムゾーンの痛みが消えました！
※腟と外陰
心配していた副作用は薄くなっていた体毛がまた濃くなるニキビが少し出る程度でほとんどありませんでした
スキンケアとビタミン剤でのりきってね！

「テストステロン」は自分でもあげられる

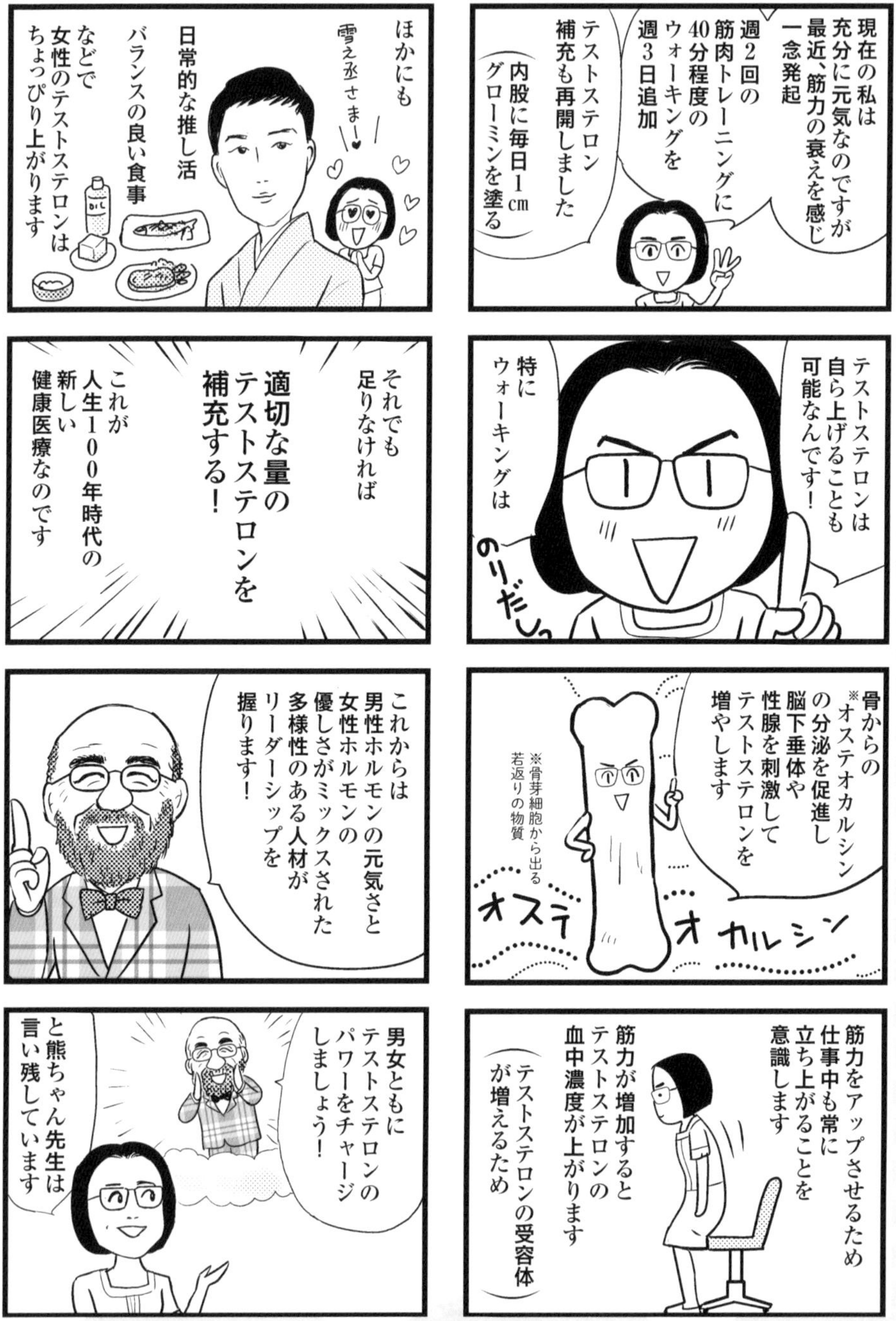
現在の私は充分に元気なのですが最近、筋力の衰えを感じ一念発起
週2回の筋肉トレーニングに40分程度のウォーキングを週3日追加
テストステロン補充も再開しました
（内股に毎日1㎝グローミンを塗る）
ほかにも
雪之丞さま!
日常的な推し活
バランスの良い食事
などで女性のテストステロンはちょっぴり上がります
テストステロンは自ら上げることも可能なんです!
特にウォーキングは
のりだしっ
それでも足りなければ
適切な量のテストステロンを補充する!
これが人生100年時代の新しい健康医療なのです
骨からの※オステオカルシンの分泌を促進し脳下垂体や性腺を刺激してテストステロンを増やします
※骨芽細胞から出る若返りの物質
オステオカルシン
これからは男性ホルモンの元気さと女性ホルモンの優しさがミックスされた多様性のある人材がリーダーシップを握ります!
筋力をアップさせるため仕事中も常に立ち上がることを意識します
筋力が増加するとテストステロンの血中濃度が上がります
（テストステロンの受容体が増えるため）
男女ともにテストステロンのパワーをチャージしましょう!
と熊ちゃん先生は言い残しています

男女のテストステロン補充の重要性

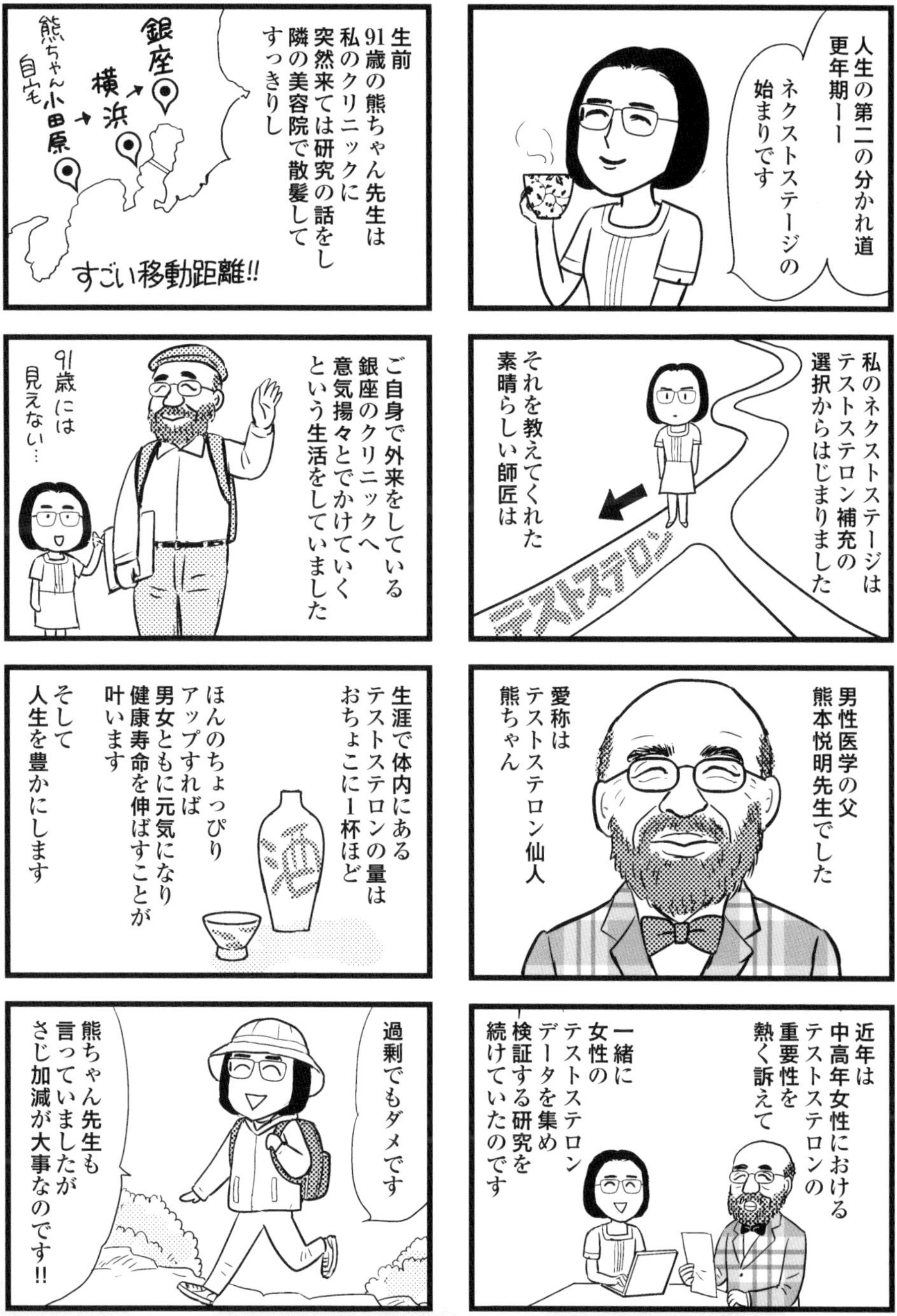
人生の第二の分かれ道
更年期ーー
ネクストステージの始まりです
私のネクストステージはテストステロン補充の選択からはじまりました
それを教えてくれた素晴らしい師匠は
テストステロン
男性医学の父 熊本悦明先生でした
愛称は テストステロン仙人 熊ちゃん
近年は中高年女性におけるテストステロンの重要性を熱く訴えて
一緒に女性のテストステロンデータを集め検証する研究を続けていたのです
生前 91歳の熊ちゃん先生は 私のクリニックに 突然来ては研究の話をし 隣の美容院で散髪して すっきりし
銀座
横浜
熊ちゃん自宅小田原
すごい移動距離!!
ご自身で外来をしている 銀座のクリニックへ 意気揚々とでかけていく という生活をしていました
91歳には見えない…
生涯で体内にある テストステロンの量は おちょこに1杯ほど
酒
ほんのちょっぴり アップすれば 男女ともに元気になり 健康寿命を伸ばすことが 叶います
そして 人生を豊かにします
過剰でもダメです
熊ちゃん先生も 言っていましたが さじ加減が大事なのです!!

序章

性ホルモンって、どんな役割をしているの？

健康長寿の新しいお守り
「元気ホルモン＝テストステロン」に注目

日曜の夜6時半といえば？　そう答えは「サザエさん」！　みなさんも一度は見たことがあるはずです。サザエさんのマンガの連載がスタートしたのは１９４９年。今から約70年以上前になります。その当時の日本人の寿命は、まだ50歳ぐらいでした。おとうさんの波平さんは54歳で、奥さんのフネさんは52歳という設定。私はてっきり、もっと年上だと思い込んでいました（苦笑）。見た目はいかにもおじいちゃん＆おばあちゃんという雰囲気でしたよね。

今ならたとえば、福山雅治さん、郷ひろみさん、石田ゆり子さん、大地真央さんなどが近い年齢ですが、みなさん年齢を感じさせない50代、60代の方ばかり！　私も波平さんの年をいつの間にか越えているのにびっくりします。70代、80代、90代でも若々しい

平均寿命と健康寿命の推移

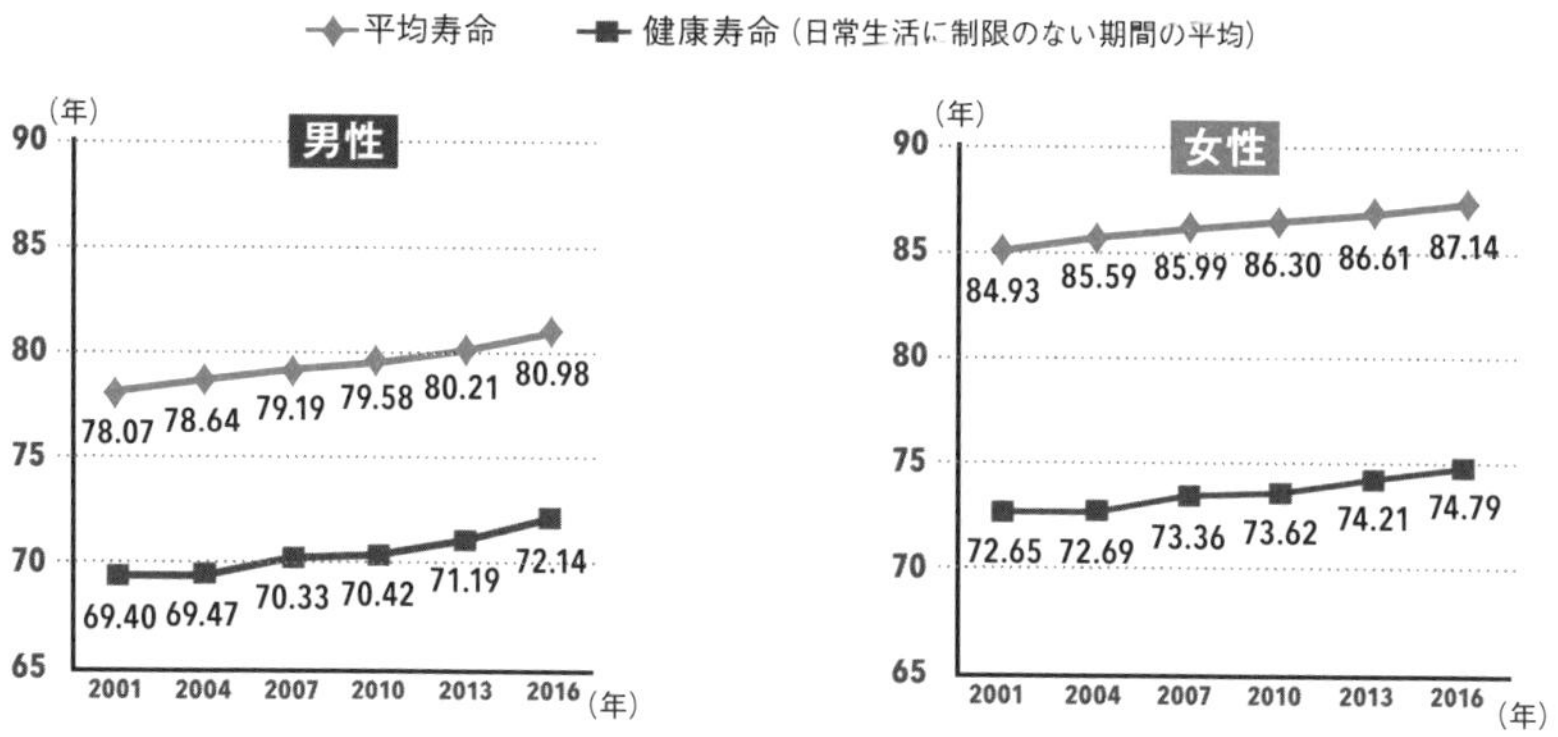

平均寿命
健康寿命（日常生活に制限のない期間の平均）
男性
（年）
90
85
80
75
70
65
78.07 78.64 79.19 79.58 80.21 80.98
69.40 69.47 70.33 70.42 71.19 72.14
2001 2004 2007 2010 2013 2016（年）
女性
（年）
90
85
80
75
70
65
84.93 85.59 85.99 86.30 86.61 87.14
72.65 72.69 73.36 73.62 74.21 74.79
2001 2004 2007 2010 2013 2016（年）

資料：平均寿命については、2010年につき厚生労働省政策統括官付参事官付人口動態・保健社会統計室「完全生命表」、他の年につき「簡易生命表」、健康寿命については厚生労働省政策統括官付参事官付人口動態・保健社会統計室「簡易生命表」、「人口動態統計」、厚生労働省政策統括官付参事官付世帯統計室「国民生活基礎調査」、総務省統計局「人口推計」より算出。

方、たくさんいらっしゃいますよね。

ただし、ただし、です。寿命が延びても女性の閉経が50歳前後というのはエジプトの時代から変わっていません。どんなに生活環境が整い、医療が進化しても、妊娠・出産という命にかかわる激務から女性を解放する神様の采配なのでしょう。卵巣の機能は低下し閉経が訪れます。人間も生き物であることを忘れてはいけません。

そして日本人の平均寿命は、**2020年では女性が87・74歳、男性が81・64歳と、いずれも過去最高**を更新。先程ご紹介したように、年齢のとらえかたも、重ねかたもすっかり変わってきています。もはや**「老化と年齢はシンクロしない」**時代。それは医学的にも明らかになっています。このことに関しては1章で詳しくご紹介します。

若々しさや元気さは年齢では判断できなくなったのです。

女性医療専門医が実感した、性ホルモンの重要性

泌尿器科医である私は、35年もの間、**更年期障害を含めた延べ3万人を超える女性患者さんたちと向き合ってきました。**今

も、毎日外来で診察を続けています。そこでうかがう心身の不具合のエトセトラは、出産、妊娠、閉経、フェムゾーン（膣と外陰）トラブル、尿漏れ、骨粗鬆症、うつ症状など。それらのすべてに体内の性ホルモン環境が大きくかかわっていると実感してきました。

性ホルモンは、大きくわけると女性ホルモンと男性ホルモンがあります。それぞれに役割があり、人間の心身のさまざまな機能をつかさどっています。その量は、女性ホルモンに関しては、生涯でわずかティースプーン一杯ほど。その超々微量の性ホルモンの変化が、心身に大きく影響を及ぼし、一見するとホルモンと関係なさそうに見える多くの現象を起こしてくることがあるのです。

特に今回注目したいのが、人間の元気の源といわれる「男性ホルモン（テストステロン）」です。これが男女の更年期以降の健康のカギを握ります。「テストステロンを制する者は健康長寿を制す」と言っても過言ではありません。健康長寿のために、ぜひみなさんに「テストステロン」を知っていただきたい。それがこの本をしたためた目的です。

まずは、テストステロンの重要性を理解していただきたいのです。それが、自分自身と家族やパートナー、さらに周りの人たちの健康寿命を叶える理解の第一歩になると思います。ご自身の後半の人生も軽やかに生きることにもつながります。「テストステロンってなんだかよくわからない……」「体に悪そう……」と逃げ腰になる方もいらっしゃるかもしれません。ですが欧米では、もはやテストステロン補充は一般的になっていて、テストステロンの原料となるＤＨＥＡ（デヒドロエピアンドロステロン。副腎で作

自立度の変化パターン

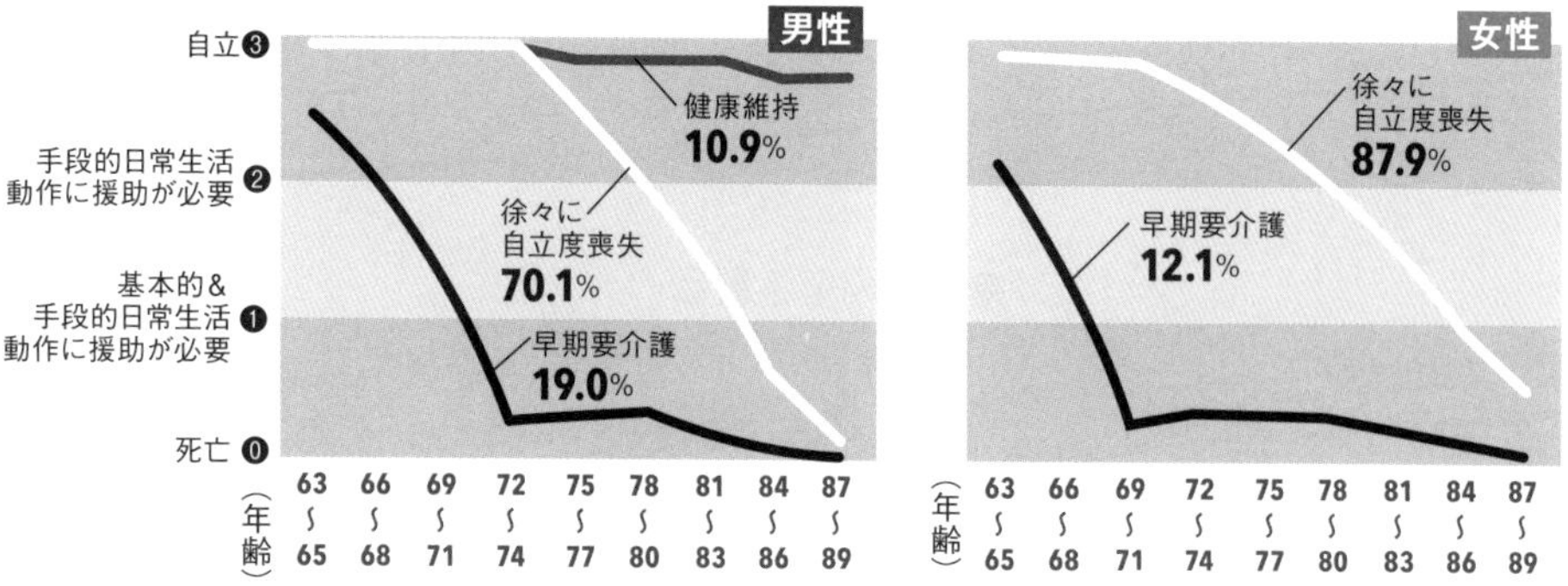

出典：秋山弘子　長寿時代の科学と社会の構想『科学』岩波書店2010

られるホルモンの源）もスーパーマーケットで買えるほどポピュラーなものなのです。

本書では「テストステロン」というワードを紐解きながら、男女ともに訪れるテストステロン低下による体調不全を、治療、運動、食事など多方面から解説し、さらに生活に取り入れる方法をお伝えしていきます。

女性の健康寿命が短いのは テストステロンが少ないから

興味深いデータをご紹介します。東京大学高齢社会総合研究機構の秋山弘子特任教授が発表したものです。高齢者の7割は75歳ころまではお元気です。しかし、そのあたりから徐々に自立度（※日常生活自立度とは障害や認知症のある高齢者が、どのくらい自立した生活を送れているのかを判定する、厚生労働省が定めた評価尺度のこと）が落ちます。**女性は9割が70代半ばから緩やかに衰えていきますが、男性は、女性より平均寿命は短いものの、長生きした男性の中には、80歳、90歳まで自立を維持する人が1割程度存在しています。**

「その理由は、**男性はテストステロン値が高いから！　元気でやる気があって、自立した生活を送り、長寿を楽しむためには、更年期**

以降の女性にも男性のようにテストステロン補充をして元気をサポートするのが、これからの新しい医学」、と力説していたのは、男性医学の父と呼ばれる泌尿器科医。札幌医科大学・名誉教授の熊本悦明氏。私の師匠です。本書では「テストステロン仙人・熊ちゃん先生」で度々ご登場いただきます。

自立度の低下要因の男女差

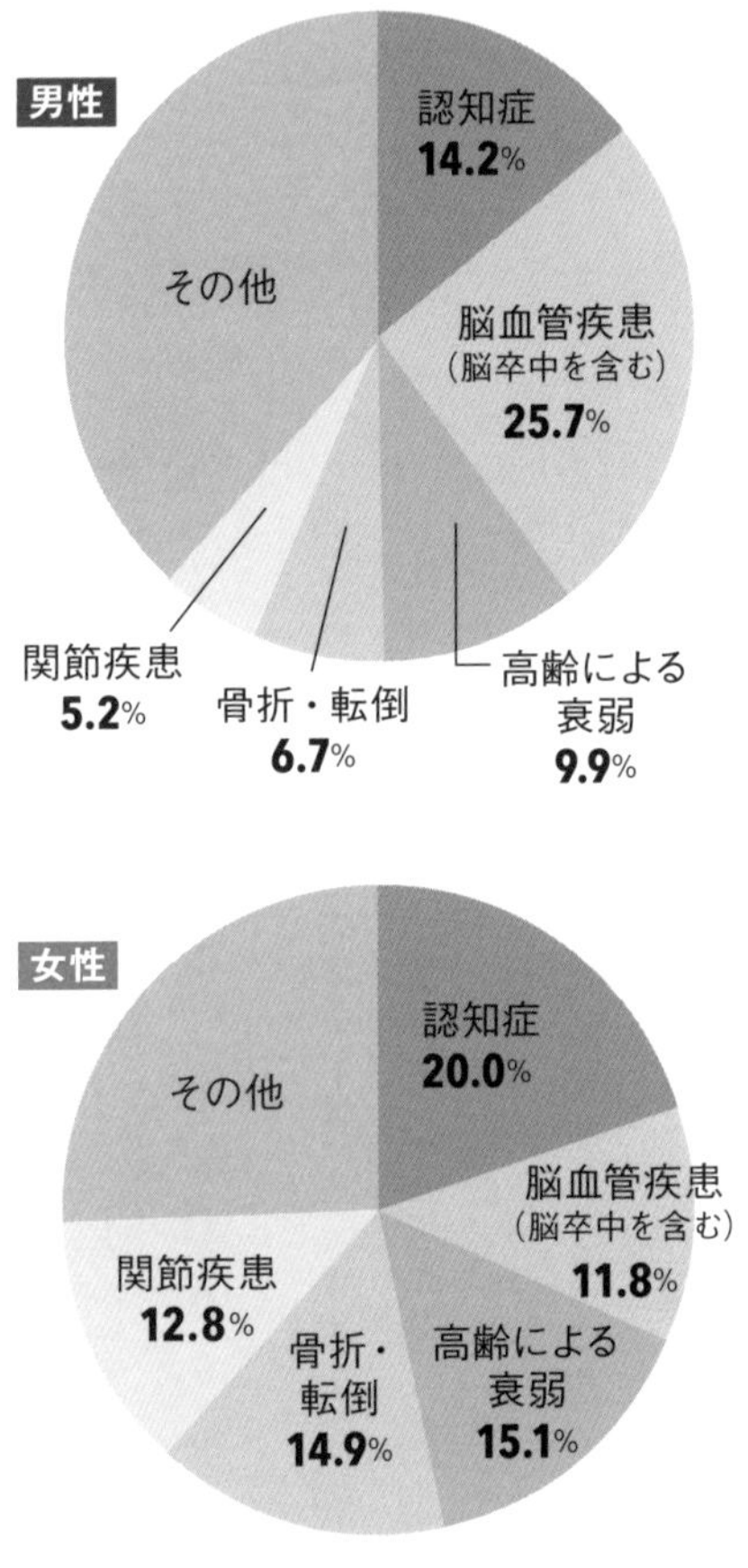

男性
認知症 14.2%
脳血管疾患（脳卒中を含む） 25.7%
高齢による衰弱 9.9%
骨折・転倒 6.7%
関節疾患 5.2%
その他
女性
認知症 20.0%
脳血管疾患（脳卒中を含む） 11.8%
高齢による衰弱 15.1%
骨折・転倒 14.9%
関節疾患 12.8%
その他

出典：「平成28年国民生活基礎調査」（厚生労働省）

長寿だけど、幸せじゃなさそうな日本人。特に女性が……

人生が長くなるにしたがって、「女性ホルモンがガクッと減った更年期後の女性の健康問題をどうするか？」という議論は世界の医学界でも盛んに議論されています。閉経前後の45歳〜55歳は更年期と呼ばれ、ホットフラッシュやめまい、不眠等、自律神経失調症状とイライラ・抗うつ等の精神神経症状が起こります。これが更年期障害です。この時期が過ぎると女性は元気を取り戻します。しかし55歳~75歳は血管・骨・筋肉・内臓・脳等を守っていくことが重要になってきます。

右図のグラフの通り、男性より長生きする女性の自立度を低下させる要因には、フレイル（虚弱）や認知症などの問題が多いのは明らか。さまざまな健康問題は山積みになっていて、寿命100年時代を死ぬまで元気で生きるためには「年だから」と今までのように放置することはもはやできないのです！　少しでも老化を遅らせるために、血管・骨・筋肉・内臓・脳を守る生活習慣の獲得が必要で、そのためには「生きる意欲」が必要。その「生きる意欲」の素となるのがズバリ、テストステロンなのです。

女性ホルモンはテストステロンから作られている

女性にテストステロン？　と不信感を持たれるかもしれません。ですが、女性ホルモンはテストステロンを原料に作られているのです！

閉経前の女性の血中テストステロンの約半分は、卵巣から、残り半分は副腎から分泌されます。テストステロンの原料は、コレステロールから作られたアンドロステンジオン（ホルモンの一種）やＤＨＥＡ（デヒドロエピアンドロステロン）です。これが代謝されてテストステロンになります。さらにこのテストステロンが代謝されて女性ホルモンのエストラジオールが合成されます。ですから女性でも、血中のテストステロン濃度は、エストラジオール濃度よりずっと高いのです。つまり、男性も女性も、男性ホルモンと女性ホルモンを持っていて、男性は男性ホルモンをより多く持っており、女性は女性ホルモンをより多く持っているのです。

そして、加齢と共に、男女とも性ホルモンの分泌能力は低下していきますが、特に女性の女性ホルモンは、45歳〜55歳の更年期に10分の1くらいに減少します。この**急激な女性ホルモンのアップダウンを不規則に繰り返しながら低下していくことによる、自律神経失調症状や精神神経症状のことを更年期障害と呼ぶのです。**テストステロンに関しては、男女とも加齢によりゆっくり低下していきますが、その低下速度は個人差がとても大きいのです。その上、もともと若い時にテストステロンが高かった人のほうが、低下による影響が強くなる傾向があります。ＤＨＥＡ、テストステロン、エストロゲンといった性ホルモン（ホルモンの基礎知識はｐ48参照）が少なくなってきても、それなりに維持できれば、中高年以降になっても男女ともにお元気ですが、すべてが枯渇してくると、フレイルが進んでしまうことがわかってきました。

「医学生の教科書にも、女性にテストステロンがあると一行も書いていない」と、いつも熊ちゃん先生はお怒りでしたが、**女性にテストステロンがあるという事実は、なぜかほとんど知られていないのです。**

若い女性にとってもテストステロンは元気の源。更年期前であってもテストステロンが相対的に高い女性は、元気がいい&性的意欲も高いです。（あとで説明しますが、人差し指と薬指の比でだいたいわかります。ｐ56参照）

ポスト更年期女性の健康問題をどうするか？

閉経前の女性は、生物としての種の保存・継承が最大ミッション。思春期になると生殖のために女性ホルモンの分泌が盛んになり、その量も豊富です。そのため、テストステロン作用は、**女性ホルモンの作用の陰に隠されています。**

生殖はよりいい遺伝子と結びつくことを目指しますので、オスにとって魅力的なメスであることは重要です。たとえば人間なら、髪や肌がきれいとか、ウエストがあるとか。性格的には時々メンタルのトラブルがあるツンデレや小悪魔タイプのほうが、男性を引き付ける可能性がある場合もあります。生殖段階で、女性らしさ男性らしさを際立たせるのは性ホルモンの大切な作用と言えるでしょう。孔雀のようにいかにキレイな羽根を広げるか、鶏のようにいかに鶏冠《とさか》を立派にするのか、猿のようにいかにお尻を真っ赤にするのか⁉　それは良し悪しではなく、生物学的に優位な遺伝子の結びつきを求める、オスとメスの生き物としての本能にほかなりません。

そして、生殖・子育てが終わり、閉経して女性ホルモンが減少した時に、女性の中の隠されていたテストステロンが顔を出し、**女性の後半人生の元気さを担っていきます。そしてそれを認識して利用できれば輝くことができます。まさに第二の人生の誕生です。テストステロンを原料に女性ホルモンが作られる**ことは、お医者さんでも知らない方がいらっしゃいます。先ほどお伝えしたように、教科書に書かれてないぐらいですから……。「女性に男性ホルモンなんて打っちゃ困るよ」「とんでもない」「倫理的にありえない」と、熊ちゃん先生はいつも非難され、相当にご立腹でした。

「2019年5月にベルリンで開催された国際的な学会で、今後は性機能不全だけじゃなく、フレイル、要するに元気のない女性にテストステロン補充療法をすれば元気になる！　そういう論文をもっとたくさん出してほしいと要請が出された。これは今後の医学界にとって非常に面白い動きだと考えています」という熊ちゃん先生と私は、女性の第二、第三の人生の元気をサポートするためのテストステロン補充の重要性を調べる共同研究に取り組んでいました。しかし熊ちゃん先生は、2022年5月に92歳で旅立たれてしまいました。私は熊ちゃん先生の想いを、今後も引き継いでいく覚悟です。

女性ホルモンが急降下して心身に不調をきたす「更年期」。低いところで女性ホルモが落ち着いた後に、ポスト更年期で楽しくすごせる方は大丈夫です。一方で女性の中にあるDHEAやテストステロンまでが低下してしまい元気がなくなってしまう女性を救いたい。このような女性の健康問題をテストステロンで解決するのが私と熊ちゃん先生の目指す医学なのです！

女性ホルモン・男性ホルモンのそれぞれの役割

女性ホルモン＝エストロゲン《内向き》

- **育児や家事で家を支える内向きの生理。**
- **オキトシン分泌亢進　（愛情・共感・親密感）**
- **グルーミング・スキンシップで分泌が促進されるホルモン**

男性ホルモン＝テストステロン《外向き》

●**食糧を得るために狩りをし、外敵から家族を守る外向きの生理。**
●**ドーパミン分泌亢進、バゾプレシン分泌亢進**
●**生活行動活性力を創り出すホルモン**

ざっくり外向きと内向きととらえていただければＯＫ！

子づくりをし、一人前に育てるために、それぞれの性ホルモンで役割を果たすことが必要でしたが、その役割を果たすと、性ホルモンが減少します。かつては、そこから先は短い余生しか残っていませんでしたが、今やその後に、「更年期」「熟年期」「高齢期」と30年～40年の人生を歩むようになりました。

人間以外の動物は、生殖を終えたら死を向かえます。**「更年期」以降の人生は人間だけに与えられた時間。**男女ともに性ホルモンが激減しても、人生１００年時代を生きていかなければなりません。それは試練ともいえますが、健康を維持できれば、元気に楽しく過ごせる幸運な時間にすることができます。**繰り返しますがそのカギとなるのが「テストステロン」です。**

名前のせいで誤解を生んでいるのかもしれませんが、**男性ホルモンは男性専用ではないし、女性ホルモンは女性専用でもありません。両方のホルモンが人間にはあり、その比率が男女の性差で異なり、さらに年を重ね変化する。一筋縄ではいかないのが**

大きな特徴です。

テストステロンで更年期をぶっ飛ばせ

性ホルモンの低下で50代以上になると男性は6人に1人、女性に関しては、軽症も含めればほぼ全員が、45歳～55歳の更年期の間に、心と体のバランスが乱れ、そのことで生活の質が著しく低下すると「更年期障害」と呼ばれる状態におちいります。さらに60歳以降の老年期の問題としては、平均寿命は延びましたが、健康寿命との差はまだ約12年あり、この差はなかなか埋まらないまま。この差を縮めるには、欠乏した**テストステロンをいかに維持していくかが、これからの新しい健康医学の課題になります。これは前述したように熊ちゃん先生から私が引き継いだことです。**

何も手を打たなければ、晩年の約12年間は、生きているのが辛い試練のような時間になってしまうおそれがあるのです。もしもあなたにお孫さんができたとして、そこからその子が中学生になるまでの間、不健康で寝たきりで過ごすと想像すると長すぎませんか？　できれば一緒に遊んだり歩いたり、時には走ったりしたいと思いませんか？

元気ホルモン「テストステロン」をチャージすれば、**「死ぬまで元気で生きる」という夢に近づくことができます。それではテストステロン物語をはじめましょう。**

性ホルモンで
乗り越える
男と女の更年期

1章

テストステロンのスゴイ影響力。欠乏するとヤバイことに！

あなたの周りにこんな人はいませんか？イライラ、ウツウツで、周りを振り回す更年期なひとたち。

「最近、夫がヘン。些細なことでイライラしたかと思えば、急に塞ぎこんでしまう。おまけに、なんだか体調も悪そう……」

「仕事と家庭を両立している、憧れていた50代の女性上司。最近、ちょっとしたことで急に怒りだすようなって、近づくのがこわい」

「最近彼氏が、疲れた、眠れない、とよく口にするので心配」

「パートナーが元気も性欲も湧かないので、セックスレスが続いている」

「喧嘩がエスカレート。感情がたかぶって包丁を持ち出してきた妻。離婚を考えている」

こういったケースは、男女共に更年期障害を疑ったほうがいいかもしれません。女性ならば50代前後、男性ならば60代以降の方は要注意。加齢によって若い頃に比べて、**女性は女性ホルモン（エストロゲン）、男性は男性ホルモン（テストステロン）の低下で、心と体に不調が起きている可能性が高いからです。**

若い方でも、強いストレスがかかって、脳からの性ホルモン分泌指令にエラーが起きてしまい、分泌が充分にできなくなっている場合があります。たとえば、女性に強いストレスがかかった場合、あるいは女性アスリートが厳しいトレーニングをした場合、生理が止まってしまうことはよく知られています。

女性ばかりでなく男性も同じ。たとえば部署異動や転勤、単身赴任といった環境の変化によるストレスでテストステロンが急降下してEDになってしまうことがあります。50代は男女共に、職場でも家庭でもいろいろなストレスがかかりがちなお年頃。ただでさえ、性ホルモンが減少傾向にある時期なのに、そこにストレスが加わると、泣きっ面にハチ、傷口に塩、といった状態になってしまうので要注意です。

「男性更年期の傾向として、最初はイライラが募りますが、次第に落ち込んで、元気・やる気がなくなった状態になる方が多い印象です」と熊ちゃん先生はよく話していました。女性の場合は、女性ホルモン（エストロゲン）が不規則かつ急激にアップダウンしながら低下していきますので、ホットフラッシュや不眠、めまい、たちくらみ、皮膚の知覚過敏症状などの自律神経症状と、イライラや抑うつなどの精神神経症状が起こり、とても苦しむ方もいらっしゃいますが、完全に低下してしまえば全ての症状が落ち着く傾向にあります。

人生で2度激変する性ホルモンバランス

改めて、みなさんは「ホルモン」と聞くとどんなイメージがありますか？　医療情報が豊富な昨今、さすがに「ホルモン焼」というイメージを持つ人はいないでしょう（笑）。「女性ホルモン」については、生理、妊娠、出産、閉経と、女性の人生に大きくかかわることは広く知られるようになっています（何故か「男性ホルモン」と「男性の人生」の相関性については放置され続けていますが……by熊ちゃん先生）。

そもそもホルモンとはヒトのさまざまな機能を司る化学物質。自分の意識とは関係なく、脳の視床下部（目の後ろから奥ぐらいのあたり）が分泌をコントロールしていて、たとえばすい臓から分泌されるホルモンである「インシュリン」は血糖値を調節し、胃から出る「ガストリン」は胃酸の分泌を促してくれます。その数は実に100以上にものぼります。

男女の性ホルモンと他のホルモンとの大きな違いは、その分泌量が大きく変わる時期が人生で2回あること。

1度目は、生殖にむけて性ホルモンが急増する「思春期」。個人によってばらつきがありますが、小学高学年から中学卒業ぐらいまでに、女子には初潮（はじめての月経）、男子には精通（はじめての射精）が訪れます。

2度目は、生殖と子育てを終えて、性ホルモンが急減していく「更年期」。こちらも個人差がありますが、女性は閉経を迎えるのが平均51歳とされており、その前後5年間を指します。最近では広く知られるようになった「男性更年期」は、やはりテストステロンが減少してくる50代以降にやってきますが、非常に個人差が大きいのが特徴です。

「思春期」も「更年期」も、「自分自身ではコントロールできない心と体の不調」に襲われやすいのが共通点です。

また、年齢に関係なく、強いストレスがかかると脳がエラーを起こし、本来なら卵巣や精巣に「性ホルモンを分泌せよ！」と指令を送るはずの指示系統が狂い、性ホルモン分泌が滞り（時に過剰に増えることも）、更年期と同じような心身の不調が起こる場合があります。これは「若年性更年期」とも呼ばれるものですので、若い方でも油断は禁物です。

前述したように、周囲の人の様子が「なんかおかしい？」と気になるときがありますよね。以前とは違って、感情の起伏が激しい。約束を守る人だったのに、体調不良でドタキャンが増えた。負のオーラがすごすぎて一緒にいるのが辛い。でも、**それは本人のせいではなく、性ホルモンの乱れや欠乏のせいかもしれません。性ホルモンの乱気流に巻き込まれるのは、人間の生き物ゆえの宿命なのです。**

症状が「辛い」と感じたら、一度病院へ足を運んで、性ホルモンを測っていただきたいです。血液検査の結果、原因が更年期障害かそうでないのか。元々そういった器質があるのか。はたまた違う病気なのか。おおよそは判明します。原因がわかれば、適切な対応や治療にとりかかることができます。更年期でない病気が疑われる場合は、他の科を紹介してもらえます。どんな病気も早期発見・早期治療にこしたことはありません。

とにかく、**「年のせいだろう」「疲れているからだろう」「ストレスだろう」と受け流すのは得策ではありません。辛いのを我慢するのは、本人も周りにとっても時間がもったいないです！**

うつ病と決めつけないことも大事！

私が心配しているのは、心身の不調を「うつ病」だと思い込んで、精神科や心療内科へ駆け込んでしまうこと。もしも性ホルモンの低下が原因の更年期症状のうつだったら、そこで**抗うつ剤を処方され、服用をはじめると、いっそう性ホルモンが下がって、うつ症状が悪化してしまいます**。

「心療内科や精神科でもらった薬を飲んでいるけれど、いっこうによくならない」という患者さんに対して、男性の場合は、「ホルモン値を測って、低下しているならテストステロン補充を検討すべき」と熊ちゃん先生は訴え続けてきました。

ようやく最近、テストステロン低下の意義を理解し、測定して低ければ補充治療をしてくれる精神科医も現れはじめましたが、まだまだ少数派です。「産婦人科医も内科医もテストステロンについてまったく知らない！」と熊ちゃん先生はぼやいておりました（熊ちゃん先生はテストステロン値が高いため、人一倍攻撃性が強いのです（苦笑）。

私は女性専門の泌尿器科医なので、まずは閉経前後の女性のエストロゲン値とＦＳＨ（卵巣刺激ホルモン）を確認します。エストロゲンが下がっていて、ＦＳＨが上がっていればサプリメントや漢方や女性ホルモン補充を検討してもらいます。それで自律神経失調症状やメンタルが安定してくる方がほとんどです。それでもよくならない方や、女性ホルモン補充ができない方（乳がんサバイバーなど）、さらに、高齢女性のフレイルなどの症状には、テストステロン補充療法がひとつの有効な治療方法の選択肢になります。これについては後ほど詳しく説明します。

ここでひとつ留意しておくべきこともあります。男性・女性ホルモンを測ってみてあまり低下していない場合には、ちょっと専門的ですが、各性ホルモン受容体（ホルモンを受け取るキャッチャーのような存在。うまく受け取れないとホルモンは働きません）に問題がある場合があります。

例えば女性の場合は、大豆や山芋などいわゆる精のつくといわれる食材を沢山食べることで、更年期を乗り切れる人もいれば、漢方やサプリメントでなんとかなる人もいます。しかし、しっかり女性ホルモン補充をしなければ、効果がでない人もいるわけです。男子の場合は、早くからEDになってしまう人もいれば、いくつになっても精力絶倫の人もいます。人間には個体差があるということです。十把一絡げにできないのが、生き物である人間の複雑さなのです！　いずれにしてもしっかとした検査と診察で、症状の原因を見極めていくことが必要です。

温厚だった夫がある時期急変！

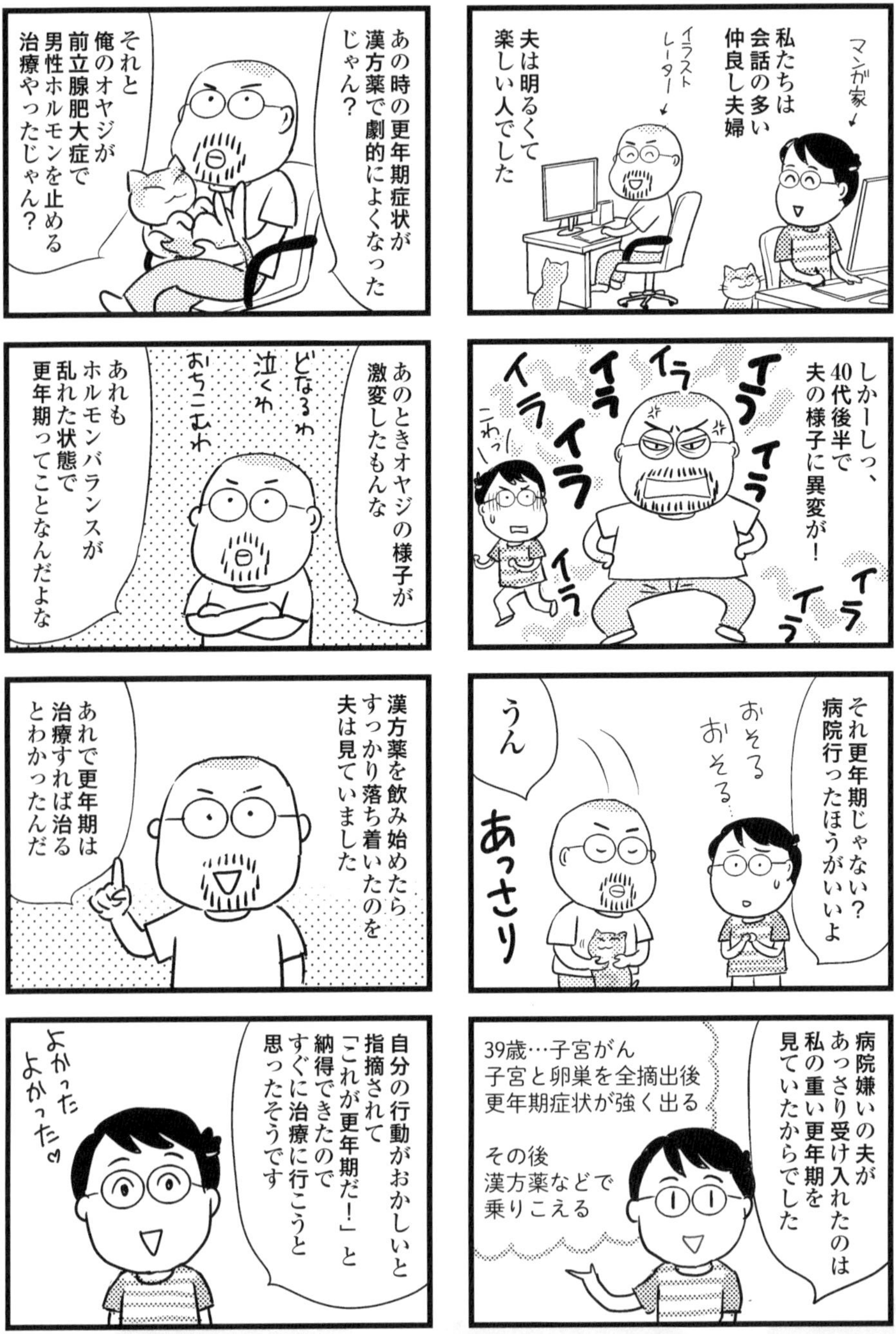
マンガ家↓
私たちは会話の多い仲良し夫婦
イラストレーター↓
夫は明るくて楽しい人でした
しかーしっ、40代後半で夫の様子に異変が！
イラ イラ イラ イラ イラ イラ イラ イラ イラ
こわっ！
それ更年期じゃない？病院行ったほうがいいよ
おそるおそる…
うん
あっさり
病院嫌いの夫があっさり受け入れたのは私の重い更年期を見ていたからでした
39歳…子宮がん
子宮と卵巣を全摘出後
更年期症状が強く出る
その後
漢方薬などで
乗りこえる
あの時の更年期症状が漢方薬で劇的によくなったじゃん？
それと俺のオヤジが前立腺肥大症で男性ホルモンを止める治療やったじゃん？
あのときオヤジの様子が激変したもんな
どなるわ
泣くわ
おちこむわ
あれもホルモンバランスが乱れた状態で更年期ってことなんだよな
漢方薬を飲み始めたらすっかり落ち着いたのを夫は見ていました
あれで更年期は治療すれば治るとわかったんだ
自分の行動がおかしいと指摘されて「これが更年期だ！」と納得できたのですぐに治療に行こうと思ったそうです
よかったよかった♡

病院でテストステロン注射をされた途端に、あれ？

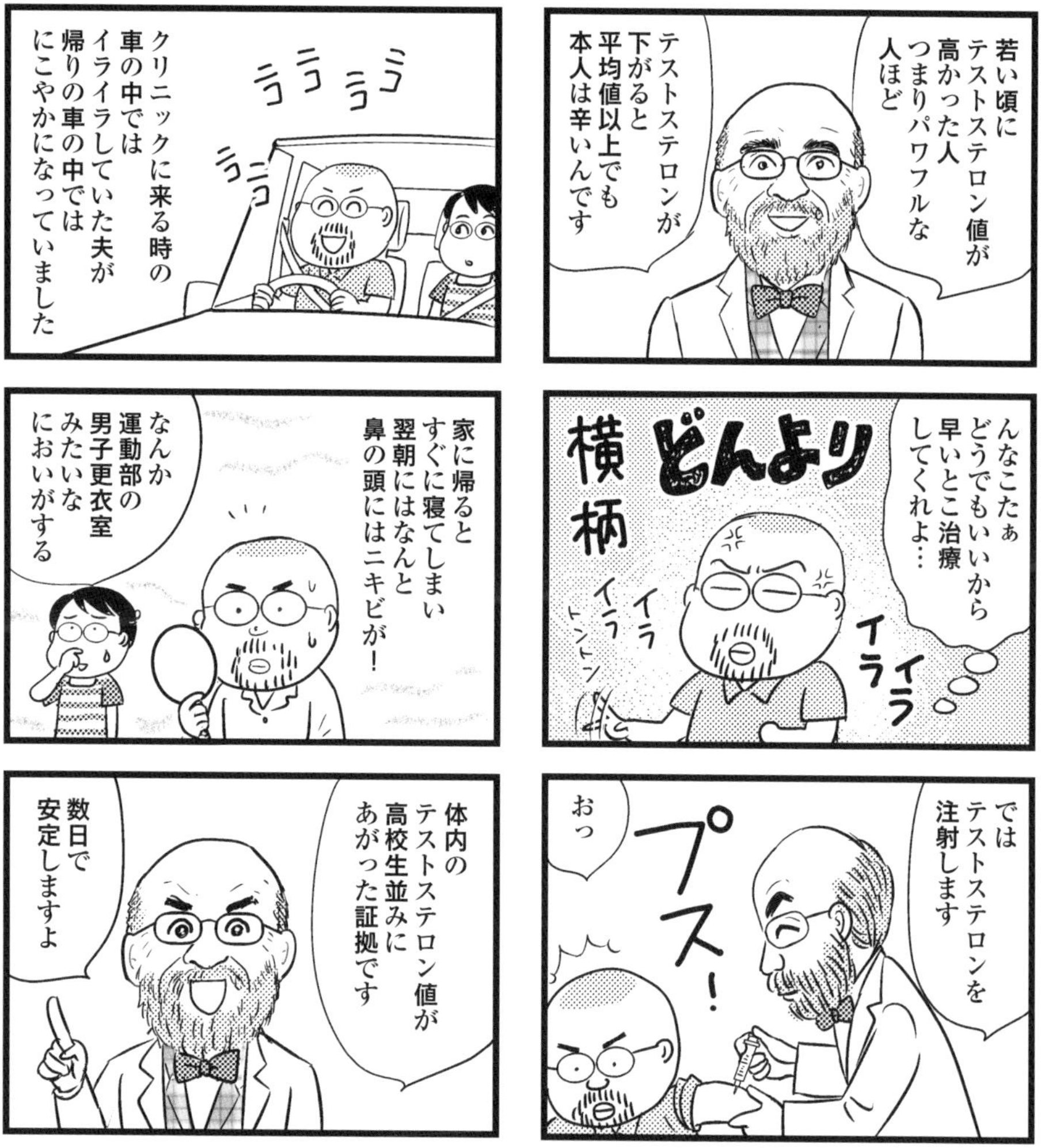
若い頃にテストステロン値が高かった人つまりパワフルな人ほど
テストステロンが下がると平均値以上でも本人は辛いんです
んなこたぁどうでもいいから早いとこ治療してくれよ…
どんより
横柄
イラ イラ
トントン
イラ イラ
ではテストステロンを注射します
プス！
おっ
なんかすごく気持ちがラク！
おー
クリニックに来る時の車の中ではイライラしていた夫が帰りの車の中ではにこやかになっていました
ララ ララ ララ
家に帰るとすぐに寝てしまい翌朝にはなんと鼻の頭にはニキビが！
なんか運動部の男子更衣室みたいなにおいがする
体内のテストステロン値が高校生並みにあがった証拠です
数日で安定しますよ
これ以降は1か月に1回エナルモンデポ® 250㎎の注射を3年ほど継続しました
その後、漢方薬の桂枝茯苓丸《けいしぶくりょうがん》も併用して元気を維持しています

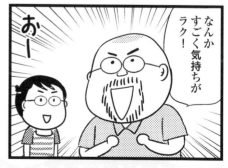

男性にだって更年期がある！

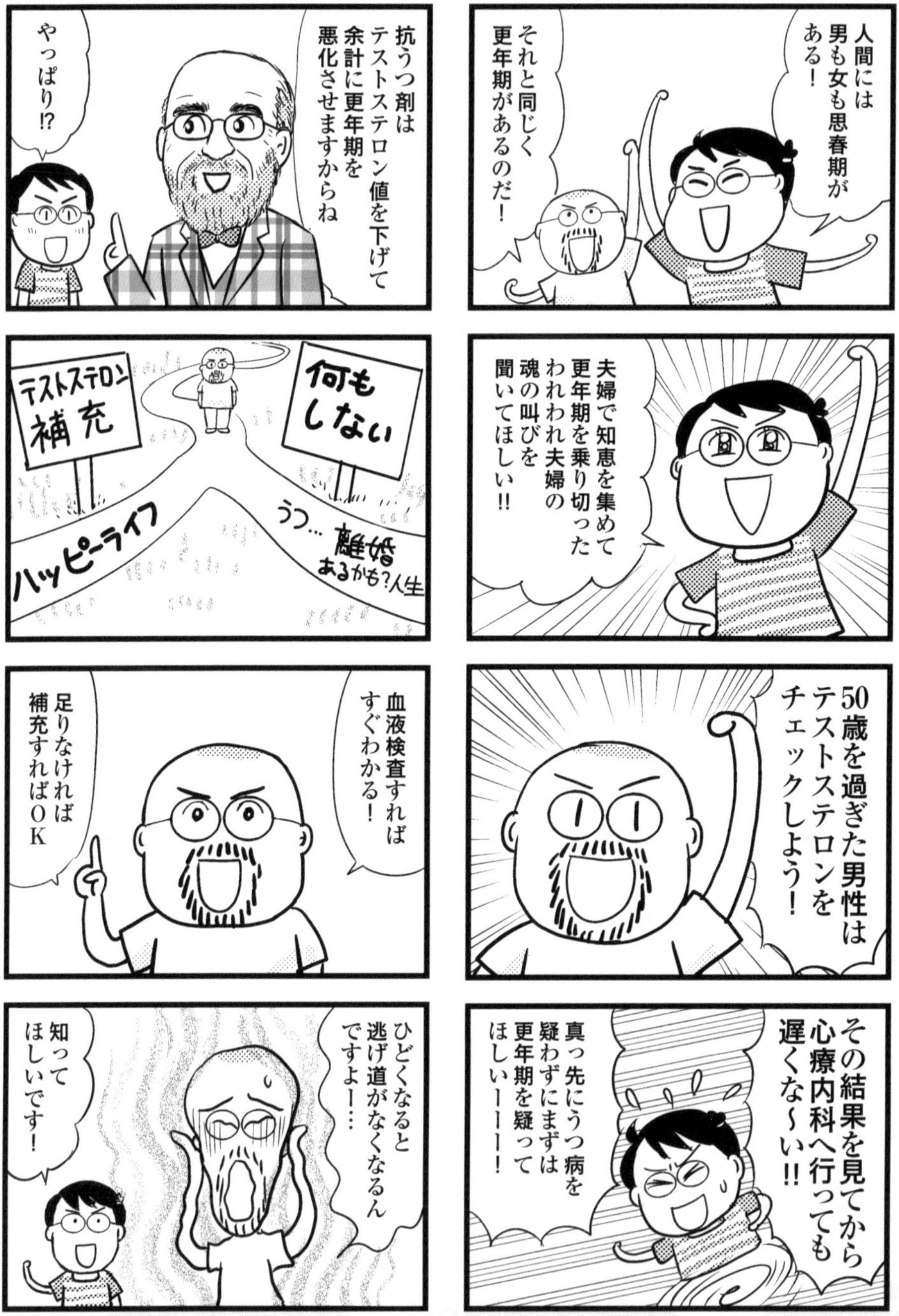
人間には男も女も思春期がある！
それと同じく更年期があるのだ！
夫婦で知恵を集めて更年期を乗り切ったわれわれ夫婦の魂の叫びを聞いてほしい!!
50歳を過ぎた男性はテストステロンをチェックしよう！
その結果を見てから心療内科へ行っても遅くな～い!!
真っ先にうつ病を疑わずにまずは更年期を疑ってほしい――――！
抗うつ剤はテストステロン値を下げて余計に更年期を悪化させますからね
やっぱり!?
テストステロン補充
何もしない
ハッピーライフ
うつ… 離婚 あるかも?人生
血液検査すればすぐわかる！
足りなければ補充すればＯＫ
ひどくなると逃げ道がなくなるんですよー…
知ってほしいです！

夫婦で更年期を乗り越えるポイントは

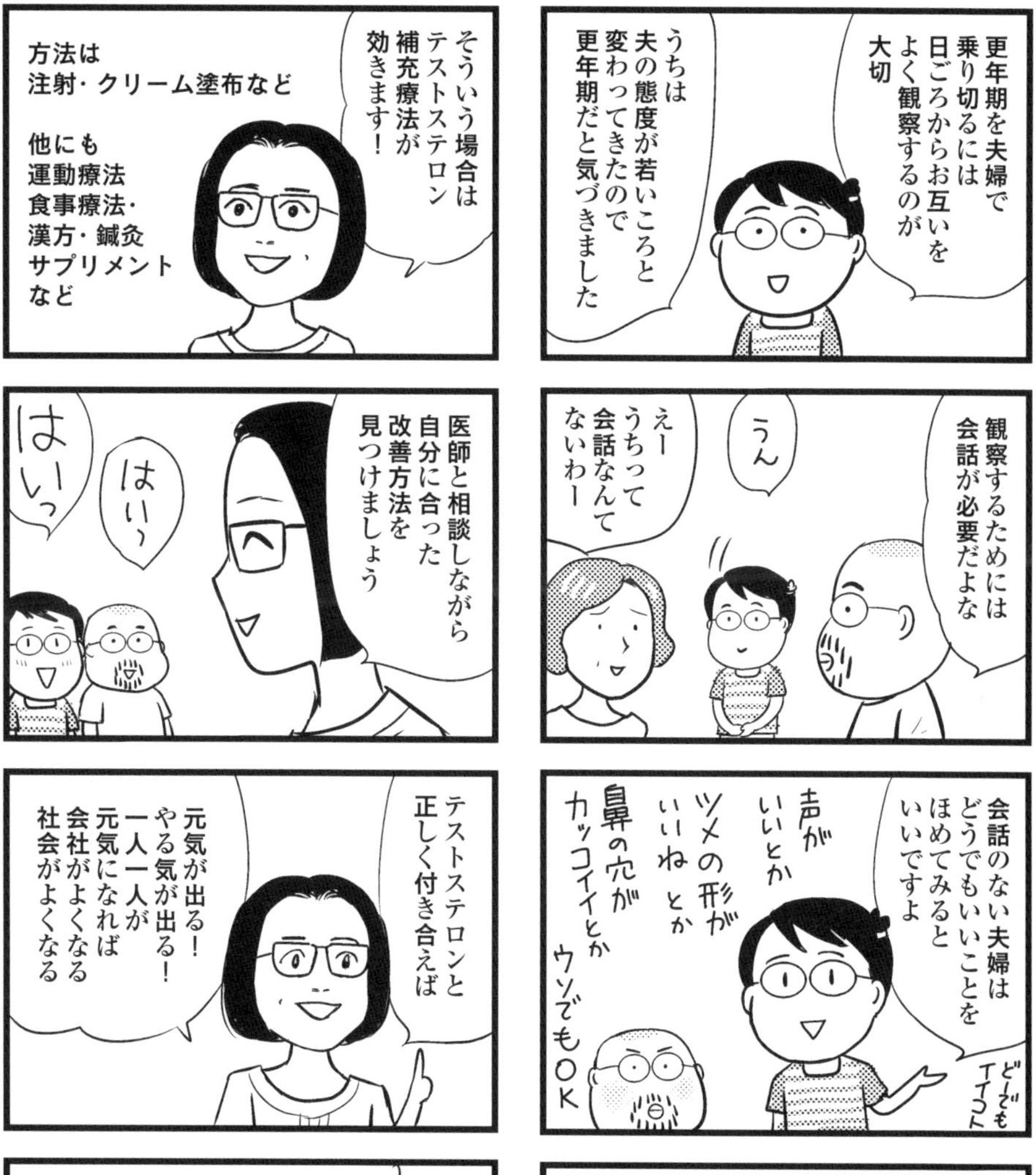
更年期を夫婦で乗り切るには日ごろからお互いをよく観察するのが大切
うちは夫の態度が若いころと変わってきたので更年期だと気づきました
観察するためには会話が必要だよな
うん
えーうちって会話なんてないわー
会話のない夫婦はどうでもいいことをほめてみるといいですよ
声がいいとか
ツメの形がいいね とか
鼻の穴がカッコイイとか
ウソでもOK
どーでもイイコト
ニコヤカ～
会話して観察してどうも以前と様子が違う！
と思ったらホルモンが減っているのかもしれません
プンプン
イライラ
そういう場合はテストステロン補充療法が効きます！
方法は注射・クリーム塗布など
他にも運動療法 食事療法・漢方・鍼灸 サプリメント など
医師と相談しながら自分に合った改善方法を見つけましょう
はいっ
はいーっ
テストステロンと正しく付き合えば
元気が出る！やる気が出る！一人一人が元気になれば会社がよくなる社会がよくなる
そして世界がよくなるんです！
ワーッ
パチパチパチ

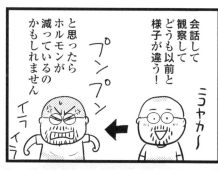

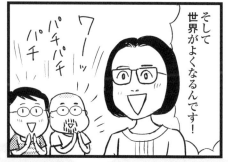

あの人も更年期⁉ どこで見分ければいい？ 親しい人に教えてあげたい更年期のサイン

周りの人の体調が悪そう、気分にムラがあるといった異変が、性ホルモンが減っているせいなのか、客観的に何をどうチェックしたらいいのか、気になるはずです。

更年期世代の女性の友人同士なら、顔を合わせると「生理がもう1年ぐらいこない」「滝汗がひどい」、「イライラが止まらない」、「コレステロール値が赤信号」といった話題になりませんか？ そして、最後には、「まあ更年期だから……」「しょうがないね」となりがちです。実際、更年期障害を疑って病院を受診すると多くの女性が「更年期障害」と診断される傾向があります。

一方、男性の場合は「むなしい」「ひとりぼっち感に悩んでいる」「最近、朝立ちがない」といった、自分の弱みをさらすことは、親しい友人であってもまずないでしょう。男は病気を隠す生き物です。

間違えないでほしいのは、**「更年期」とはあくまでも時期を示す言葉で、「更年期障害」は診断名**。そして、更年期障害は『除外診断』といって、他の病気がないかを確認した上で、最終的につけるべき診断とされます。

更年期の性ホルモン低下によって生じる問題はおもに3つで、知覚過敏症状、自律神経失調症、メンタルヘルス不調。ところが表に出てくる症状は多岐にわたります。

●気にしてあげるポイント

・パートナーがイライラしているので喧嘩が増えた
・不条理なことで上司に怒鳴られるパワハラのようなことが増えた
・やたら暑がったり、寒がったりする。自宅のリビングや寝室、オフィスの温度設定でもめることが増えた
・首から上の汗がダラダラで気になる
・夜トイレに何度も起きているのがわかる
・疲れがとれない、眠れないとよく言っている
・肩こり、頭痛を訴える
・急にふさぎ込むことが増えた
・約束のドタキャンが増えた
・あきらかに見た目が老け込んだ
・ちょっとしたことで、すぐイライラするようになった
・理由もないのに気持ちが落ち込んでいる
・忘れものやミスが多くなっている
・仕事に集中できていない様子だ
・新しいことに興味を持たない
・好きだった趣味やスポーツもやりたがらない

・新聞や週刊誌は読んでいるが、厚い本を読んでいる姿を見かけない

女性ホルモンが下がってくると、心も体も感覚が過敏になります。皮膚が痒い、頭が痛い、手先が冷える、肩が凝る。そして、喉の違和感を訴える方も多いです。**男性の場合はテストステロンが低下してくると、性欲低下とうつ傾向が強く出ます。**

親しい関係の方が上記に2〜3個当てはまるかも⁉と思った場合は、「一度、病院へ行ってみたら」とアドバイスしていただくのが理想的ですね。女性の場合は、「更年期障害かもしれないから病院に行ってみれば？」と言いやすいですが、男性に対しては、なかなか言い出しにくいでしょう。そもそも男性は普段から病院に行きたがらないし、仕事を休んで病院に行っていることが会社に知れると人事評価に悪影響があると懸念してしまいます。さらに泌尿器科への受診はハードルが高いようです。なので、「病院に行った方がいい」という言い方よりも、「男性更年期の記事が○○に出てましたよ」「最近男性更年期の記事よく見ますよね」などの情報共有をするのがよいでしょう。

男と女の更年期を知ってほしい！

「更年期」は、閉経という女性ホルモンがガクっと下がる節目を迎える女性だけものというイメージがかつてはありました。しかし、男性でもテストステロンが加齢によって低下することで更年期障害になりうることも今は知られるようになり、その数は6人に1人とも言われています。

また、**若い方でも強いストレスによりテストステロンが下がる**と、早い人は30代から訪れることもあります。他にも、**肥満やうつ、がん治療などもテストステロン値が下がる要因**です。

テストステロンは男を創りあげる男性ホルモンの主役ですが、加齢はもちろん年齢を問わずストレスによって減少すると、全身の倦怠感、性欲低下、気力の低下など、いわゆる「男性更年期障害」と呼ばれる症状が出てきます。

1979年、「男にも更年期がある」と熊ちゃん先生が講演した時には、キワモノ扱いされたそうですが、当時は誰しもが性ホルモンについてあまり興味がありませんでしたから、致し方ありません。それにテストステロンは、スポーツ競技で筋力を増やすために用いるドーピングのイメージが強くあり、特に**日本では悪者扱いされ続けてきました**。それでも熊ちゃん先生は、「若々しさや体力、気力を充実させるテストステロン補充療法は重要だ」と研究を続け、多くの患者さんを治療し、元気をサポートしてきました。そして自らも70代から92歳で天寿を全うするまで、生涯テストステロンを打ち続けていたのです！　その結果、最後まで認知機能テストは満点で合格。生活習慣病も特にありませんでした。熊ちゃん先生の驚異のテストステロンライフはＰ76の漫画で紹介しています。

自分でわかる。性ホルモン低下のシグナル

ここまでは、客観的な立場での、更年期チェックポイントを紹介しました。いかんせ

んホルモンは目には見えないのがやっかいなのです。
「近ごろパワーが落ちた」、「やる気がどうしても出ない」、「メンタルが不安定でコントロールできない」、と本人がモヤモヤしていても、周囲からは漠然と「年のせい」、「忙しいから」とスルーされてきたのです。特に、生理も閉経もない男性は「更年期？ ありえない」と、失笑された方もいるかもしれませんが、これを機に男女の性ホルモンについて知識を持っていただけるとうれしいです。

ここでは、自己チェックを紹介します。女性がエストロゲン、男性がテストステロン減少を自覚するのはどんな時でしょう。
ご自分が更年期障害かどうかのチェックシートをつくってみました。目安としてご活用ください。

男女

1 **仕事や人間関係に強いストレスを感じている**
2 **不規則な生活で寝る時間や食事時間が乱れがち**
3 **体調がすぐれず、気持ちが上がらない**
4 **寝つきが悪い、睡眠が浅いと感じる、寝汗をかく**
5 **いきなり不安や寂しさを感じることがある**
6 **ほてり、のぼせ、多汗がある**

女性

❶肌荒れ、乾燥が気になる
❷全身のさまざまな場所にも乾燥注意報が発令
❸肌や髪のコンディションが整いにくくなった
❹抜け毛、薄毛が気になる
❺全身がだるい、痛みがある
❻気持ちがふさぐ
❼トイレが近い
❽やる気がまったくでない
❾性欲が起きない、生きる意欲までもが低下

男性

❶最近、ヒゲの伸びが遅くなった
❷性欲や勃起力が減退したと感じる
❸最近「朝立ち」がめったにない

これらのうち、2つ3つ当てはまったら要注意。男性の項目はすべて、テストステロ

ン低下による『男性更年期障害』症状なので、男性ホルモンの専門知識を有する医療機関を受診してほしいです。最後の②と③は、パートナーの方では察知できるかはわかりませんが、この2つがテストステロン低下を疑う重要ポイントになります。

熊ちゃん先生がよく言っていましたが、こういった質問表の何点以上というのはナンセンス。どういう症状に問題を抱えているかが重要になります。

男と女の更年期、これだけ違う

なんといっても生殖可能な年代が終わる**「閉経」という、わかりやすく劇的な変化が女性にはあります**。それによって、ほてり、発汗、イライラが出てくることも世の中に知られています。

しかし、男性更年期にはそれがありません。「なんとなく最近、疲れているかな」「やる気がでない」と言って放置しているうちに、**心と身体が徐々に蝕まれていく**のです。いきなり熱湯につかればぱっと飛び出しますが、ぬるま湯につかってじわじわと温められていると、うっかりのぼせてしまうのと似ているかもしれません。

男性も発汗、冷えなど、女性と同じような更年期症状はありますが、女性のように急には自覚できません。**男性更年期は周りからも気が付かれにくく、本人も自覚しにくい。また体の変化が弱い分、精神面が弱ってくると、どうしてもうつ病と間違われてしまうのです。**

ほとんどの男性は自分ではストレスをあまり意識せずに暮らしており、症状が現れるまで問題意識を感じることがありません。そのため、突然の更年期障害に戸惑うことがひんぱんに起きるのです。

普通なら加齢に伴って非常にゆっくり低下していくテストステロンが、種々の強いストレスで急減すると、うつ症状が強く表れます。これはテストステロン低下によって、セロトニンやドーパミンといった神経内分泌物質も著しく減少するからです。高かった状態からの急降下は、強いうつ症状や自律神経失調症状につながります。男性はの傾向はこちらです。

●急に冷えを感じるようになったことが、更年期障害によるホットフラッシュだと理解できない
●メールを返すのが面倒になるなど、他人とのコミュニケーションが億劫になる
●異性への好奇心がなくなる
●以前のテストステロン値が高く、超元気な人だった人ほど、更年期の変化が激しい
●若い時からテストステロン値が、低い人はあまりダメージを受けない

男の生理、朝立ちを気にして

実はもうひとつ最大の特徴があります。**一番重要なのは、早朝勃起、いわゆる朝立ちの有無**です。これはエロチックな勃起とは全く無関係な男の生理で、テストステロン低下が鋭敏に出てきます。甘く見ていると命を縮める危険性があります。

女性の生理である月経はよく知られています。ストレスや加齢でホルモンバランスが乱れると、心身共にさまざまなトラブルを起こします。男の朝立ちもしかりで、男性ホルモンレベルと密接に関係しているのです。

朝立ちの仕組みを医学的に簡単に説明しましょう。私たちの睡眠は「レム睡眠」（浅い眠り）と、「ノンレム睡眠」（深い眠り）を、およそ90分ごとにくり返しています。このレム睡眠のときに、身体機能を調節するために副交感神経が働き内臓などを動かしていて、腸の親戚であるペニスも反応し勃起するのです（ちなみに、女性のクリトリスも勃起しています）。目覚めのときに自覚する勃起が「朝立ち」です。

その**勃起時間を合計すると、20代の健康な男性では、睡眠中のほぼ半分。50代で約3分の1、60代でも約5分の1の時間は勃起をしています**。しかし、テストステロンが減少すると、睡眠のリズムが崩れ、男の生理である朝立ちがなくなってきます。それを放置しておくと、テストステロンが下がり、女性と同じような更年期症状が襲ってくることになるのです。

朝立ちの喪失は、「血管が硬くなりはじめていますよ」という見逃せないサインでも

エレクトメーター

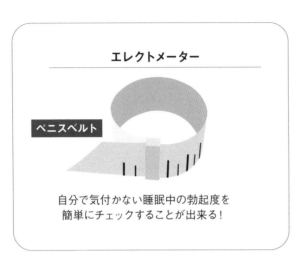

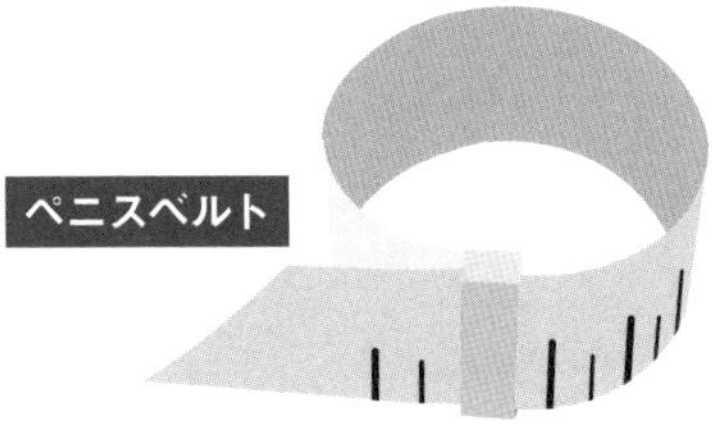

自分で気付かない睡眠中の勃起度を
簡単にチェックすることが出来る！

あります。勃起は、陰茎の血管が拡張して、血液が流れ込むことによって起こります。つまり血管が柔らかく、よく収縮する状態でなければなりません。つまり早朝勃起がないと、血管が硬くなり、血液が流れ込みにくくなっている恐れがあると判断できる症状です。

陰茎の血管は、およそ1～2ミリと、体内でもっとも細い血管です。心臓の血管は3～4ミリ、頸動脈は5～7ミリですから、いかに細いかということがわかるでしょう。動脈硬化は、細い血管から順番にはじまります。つまり、動脈硬化の兆しを、早朝勃起の有無が教えてくれるのです。

朝立ち測定をするために、熊ちゃん先生は患者さんに『エレクトメーター（イラスト）』をつけて就寝してもらっていました。夜間の円周増加が2㎝以下の場合に医学的に問題ありと考えています。自宅で挑戦したいなら、とてもアナログな方法ですが、切手の縁をペニスにまいて寝てみましょう。翌朝切れていれば、朝立ちしている証拠です。

いまや国際的にも、朝立ちの自覚がないことは「血管系疾患の警告サイン」だという認識が定着しつつあります。朝立ちがないという方は、男性ホルモンの測定とともに、動脈硬化の検査もあわせて行うことをオススメします。それが、脳梗塞、心筋梗塞での男の突然死を防ぐことにつながるのです。

「更年期になりやすい人」の特徴

男女とも「更年期障害になりやすい人」と「なりにくい人」がいます。もちろん、「まったくならない人」もいます。その差はどこで生まれるのでしょうか？　ならない人は、もともと遺伝子的に強いという可能性があります。それ以外の特徴として、まずは女性の患者さんを何万人も診てきた私から、その特徴を紹介します。男性の患者さんについては何万人も診てきた熊ちゃん先生の見解をご紹介します。

なりやすい女性

- **真面目で頑張り屋、神経質、完璧主義**
- **仕事や子育て、子どもの巣立ち、介護など、ストレス環境の中にいる**
- **プライドが高く、人に頼ったり、相談したりするが苦手（嫌い）**
- **悲観主義者**

なりやすい男性

●気まじめで、辛抱強い
●若いときは人一倍元気だった
●職場で責任の重いポジションについている
●休みを惜しんで仕事を優先する
●転勤や単身赴任、転職、定年退職など、仕事の環境が変わった
●モーレツ社員、社畜っぽい人

男女の特徴をまとめると、２つのグループに分けられるでしょう。

ひとつは、辛抱強く、頑張り屋さんのタイプ。体調が悪くても黙々と仕事や家事をこなし、いやなことがあっても我慢をしてしまう。つまりストレスをためてしまう人です。それが、男女の性ホルモンをいっそう低下させ、症状を悪化させてしまうのです。

もうひとつは、若いころからバリバリと活躍し、とくに挫折もなく過ごしてきたというタイプ。いまの衰えた自分を絶頂期と比べてしまい、必要以上に落ちこみが激しくなります。そのうえ、自分の体調の悪さをまわりに気づかれないように、元気なふりをつづけてしまうことで、さらに性ホルモンを低下させてしまうのです。

それでも、ストレスを解消するすべを持っていれば大丈夫。趣味がある、スポーツを楽しんでいる、気軽に話せる仲間がいるなど、自分なりのストレス解消法が何かひとつでもある人は、更年期に強い人です。そういう点では女性は有利でしょう。また、**嫌なことがあってもクヨクヨしない人、気分転換が得意な人は、更年期を上手に乗り越え**

ていけます。

エイジングケアに必要な6要件

私は女性医療専門医として**〝エイジングケアに必要な6要件〟**を日々患者さんに唱えています。

1. 血管を守る
2. 骨を守る
3. うつ状態にならないように気をつける
4. 皮膚の老化を防ぐ
5. 筋肉量を維持する
6. 癌を早期に発見する

これら全てが女性&男性ホルモンに関係しています。日々の頑張りで、女性&男性ホルモンレベルを維持することは、1〜6の要件を満たすことつながるのです。

規則正しい生活、栄養管理された食事、適度な運動、良質の睡眠、ストレスを遠ざけるなど、女性&男性ホルモンを維持するために意識するのは有効です。でもこれらを意識するにはどうしても限界があります。

前述したように、女性は神様が人生の半分で平等に卵巣機能を低下させます。ちなみ

マイナススパイラル

※テストステロン補充療法でプラスに変換できる

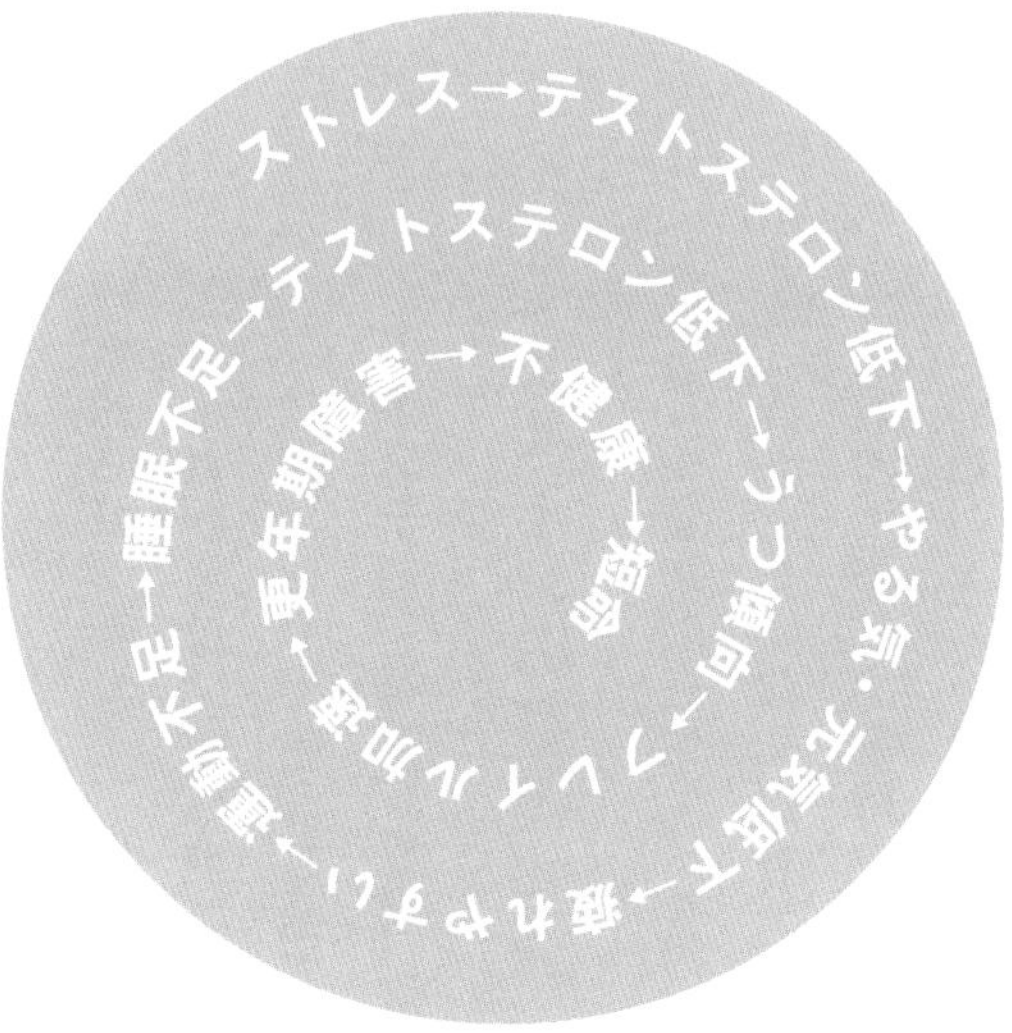
ストレス→テストステロン低下→やる気・元気低下→疲れやすい→運動不足→睡眠不足→テストステロン低下→うつ傾向→フレイル加速→更年期障害→不健康→短命

プラススパイラル

※高齢でのテストステロン補充でアクティブ・エイジング

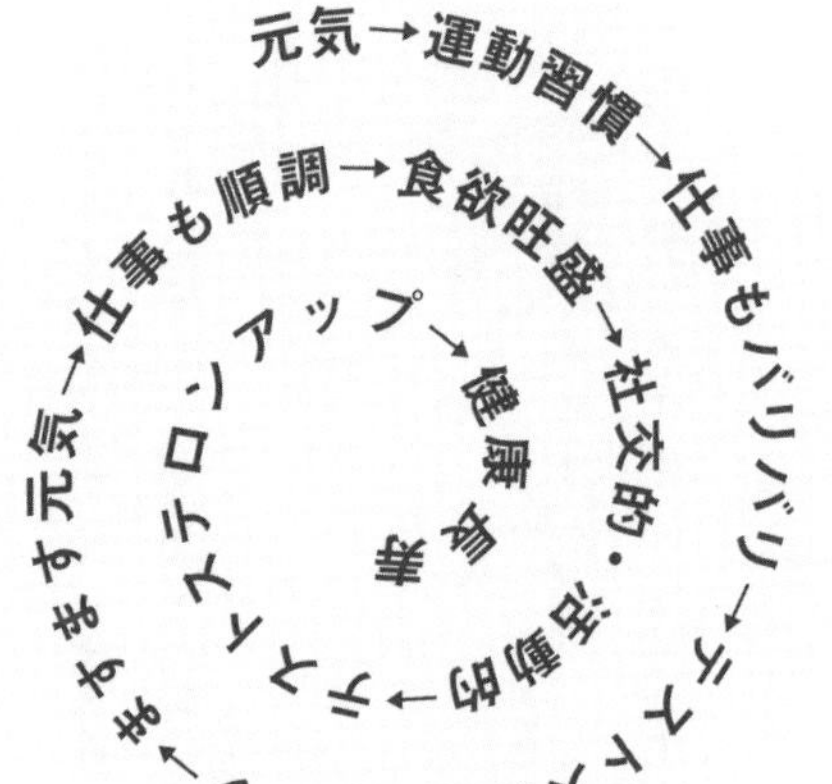
元気→運動習慣→仕事もバリバリ→テストステロンアップ→ますます元気→仕事も順調→食欲旺盛→社交的・活動的→テストステロンアップ→健康長寿

に男性も個人差が大きいですが、老化やストレスで機能が衰えれば、精巣機能は低下して、テストステロン分泌量が減り、精子も老化することがわかっています。

毎日、明るくハツラツと、50歳以降の人生を送っていくためには、性ホルモンが鍵になってきます。女性の場合、加齢やストレスで女性ホルモンが足りなくなって不調が出てきたとき、医学の力で外から女性ホルモンを補充することで、驚くほど多くの悩みが解決されることを、熊ちゃん先生も私も臨床の現場で目の当たりにしてきました。

これからは、更年期の後さらに長い人生を元気に歩んでいくために、男・女・トランスジェンダーを含む全てのジェンダーへのもう1つのホルモン補充療法として、テストステロン補充が重要になってくると考えています！

ホルモンの基礎知識

ここで女性ホルモンと男性ホルモンについて改めて整理しておきましょう。

繰り返しになりますが、**比率は違えど、男性も女性も、男性ホルモンと女性ホルモン、両方のホルモンを持っています。**

卵巣から分泌される**女性ホルモンのエストロゲンは、男性ホルモンのテストステロンが原料**。テストステロンが、酵素のはたらきによって女性ホルモンのエストロゲンに作りかえられるのです。実は、男性の体内でもエストロゲンが作られていて、実は、閉経後の女性と比較すると同世代の男性の方が、テストステロンから代謝されて合成されるエストロゲン値は高くなります。

女性ホルモンは、大きくわけると2つ。卵巣から分泌されるエストロゲン（卵胞ホルモン）とプロゲステロン（黄体ホルモン）。

いわゆる女性ホルモンと呼ばれるのは主にエストロゲンです。そのエストロゲンは以下の3つに分類されます。

- **エストラジオール　女性は卵巣から、男性は精巣から。男女共に脂肪組織から分泌**
- **エストロン　副腎や脂肪組織から分泌**
- **エストリオール　母体の胎盤や肝臓でエストロンやエストラジオールが変換されて作られる**

この3つのホルモンの中で、**最も作用が強いのはエストラジオール。**性成熟期（18歳頃から40代前半）に一番多くなるホルモンで、卵巣から分泌されます。

エストロンは、副腎や脂肪組織で作られるので、卵巣が機能しなくなった閉経後の女性の女性ホルモンの主要な存在になります。

エストリオールの作用は普段は控えめですが、妊娠後期に分泌が高まり、パワーを発揮します。

プロゲステロン（黄体ホルモン）

妊娠・出産にかかわるホルモン。妊娠を促し、妊娠中も子宮環境を整えます。排卵まではエストロゲンが主に女性の体をサポートしていますが、排卵後から受精卵を大切に育てる環境整備ではプロゲステロンが活躍します。

その他にも、性ホルモンの分泌に関わるホルモンもあります。

ゴナドトロピン…精巣と卵巣は、脳からの刺激がないとホルモンが作れません。脳で分泌されたゴナドトロピンの指令で精巣や卵巣は性ホルモンを作りだします。
ＦＳＨ(卵胞刺激ホルモン)…精巣や卵巣を刺激し、男性及び女性ホルモンの分泌を促す
ＬＨ(黄体形成ホルモン)…卵巣ではＦＳＨとともに卵胞を成熟させ、排卵を促す。精巣では精子形成が主な仕事

最近よく耳にするホルモンもご紹介しておきましょう。

オキシトシン…出産時に放出される子宮収縮ホルモンとして知られ、信頼する気持ちを深める生理作用を持つことから、愛情ホルモンとも呼ばれる。女性や赤ちゃんだけでなく、男女問わず誰にでも一生涯分泌される。精神的に満足できるセックスをすると分泌される。また、動物や植物、子供などと交流することでも分泌される。
ドーパミン…喜びや快感を得た時に出る脳内物質。やる気スイッチもオンになるが、過剰分泌になると振り切ってしまい、幻覚や妄想が現れることもあるので要注意。セック

スでは、射精やオーガズムで分泌される。

アドレナリン…プレッシャーや強いストレスを感じた時に副腎から分泌され、短期的に心身のパフォーマンスを上げる。

ノンアドレナリン…適度なストレスに反応して脳内で分泌されるホルモン。交感神経を高め、闘争心を掻き立て、やる気を促す。

メラトニン…夜になると分泌されるため睡眠ホルモンと呼ばれている。体内時計のリズム（サーカディアンリズム）を司る。

セロトニン…不安な気持ちを抑えてくれる。静かな覚醒ホルモン。

コルチゾール…副腎皮質から分泌され、ストレスを受けると分泌が促されるホルモンとして知られている。免疫物質を作ったり、ブドウ糖や脂肪などの熱源をエネルギーに変えたりするのが主な働き。

プロラクチン…脳下垂体前葉から分泌され、乳腺に作用し、乳汁の産生・分泌を調整するホルモンで、主に視床下部のドーパミンにより抑制されている。血中プロラクチン値は妊娠や産褥期に高くなるが、これら以外の時期に高値の場合は月経異常、不妊を引き起こす場合も。

テストステロンっていったい何？

これまでに頻出している「テストステロン」というワードですが、ここで改めて説明しておきましょう。テストステロンは体内にある強力な男性ホルモンです。

テストステロンは、男性の体では「男らしさ」を象徴するものをつくる働きがあります。たとえば筋肉。個人差はありますが、肩幅を広くしたり、胸板を厚くしたり、太ももを太くしたりと、いわゆる「たくましい体」をつくります。ヒゲが生えたり、毛深かったりするのも、テストステロンの働きです。思春期の男の子の「声変わり」もそう。

また、「男は血の気が多い」と言われますが、実際に赤血球の数が、女性よりも10％ほど多いというのはご存じでしょうか。これも、テストステロンの影響によるものです。

赤血球は、体内で酸素を運ぶ役割を担っています。よって、赤血球が多いと体のすみずみまで酸素が行きわたるので、運動能力が高くなります。「血の気の多い」はずの男性でも、高齢になってくると貧血を起こしやすくなるのは、テストステロンが減ってきたことで、赤血球の数が少なくなっているからです。このようにテストステロンは、男の姿かたちをつくるだけでなく、毎日の生活を元気に過ごすためにも、なくてはならないものなのです。

卵巣から分泌されるテストステロン

卵巣でテストステロンを原料に女性ホルモンはつくり変えられていますが、脂肪で

ホルモンの代謝（卵巣・精巣・副腎内）

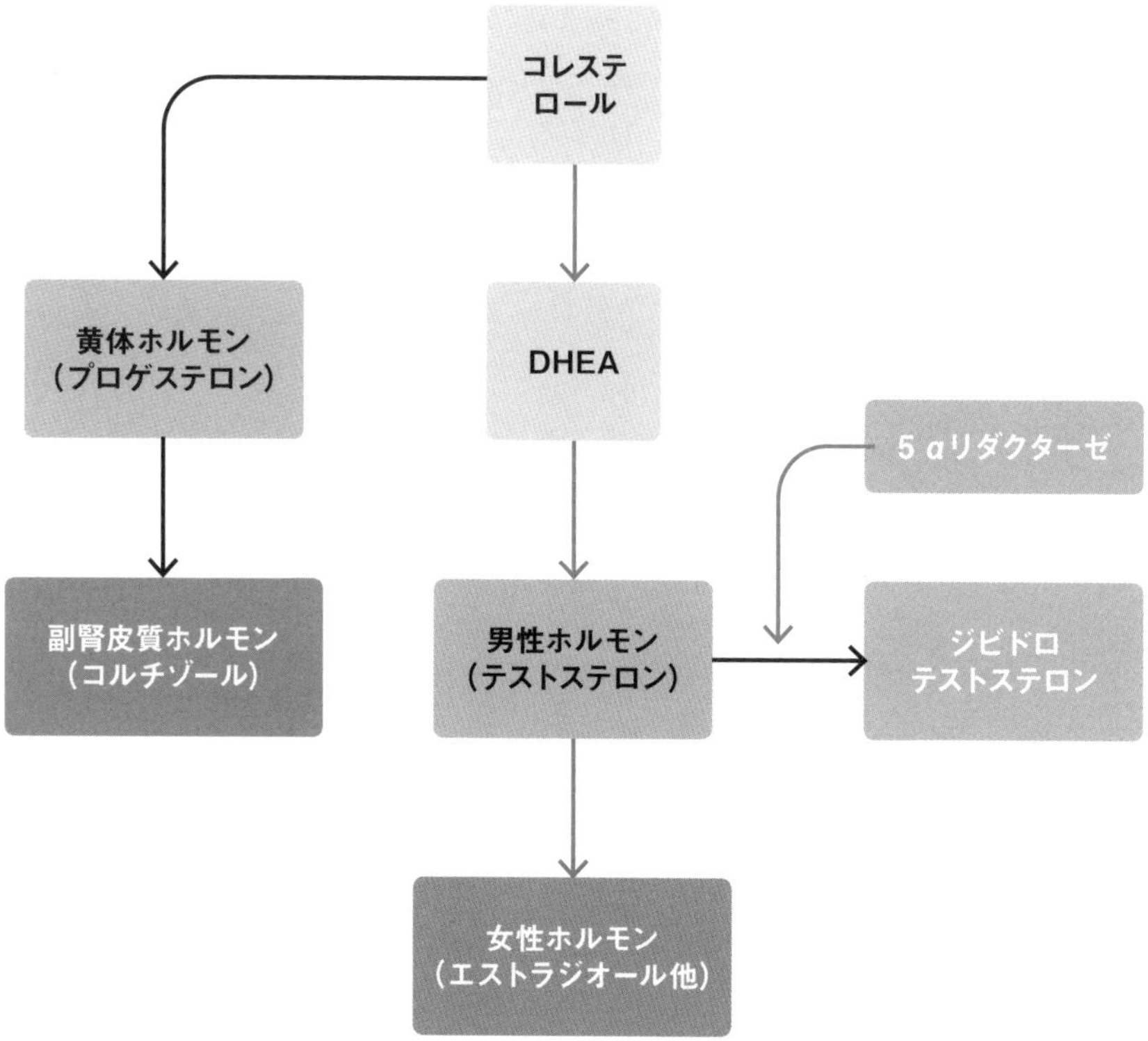

女性でも、血中のテストステロン濃度（nanomolar concentrations）は、エストラジオール濃度（picomolar concentrations）よりずっと高い。
閉経前は、血中テストステロン濃度の約50%は、卵巣経由であり、残りは副腎から分泌されるアンドロステンジオンやDHEAが代謝されたテストステロンである。

もその作業は行われています。そのため、ふくよかな男性は、脂肪でテストステロンがどんどん女性ホルモンに変換されているので、女性っぽくなって、おばさんみたいなおじさんになっていきます。

じゃあお相撲さんはどうなの？　と疑問に思うかもしれませんが、お相撲さんは筋肉量も高いのでテストステロン値も高いスーパーな方です。

とにかく**テストステロンは、男女問わず人間の元気の源。車のエンジンオイルのようなもの**なので、欠乏してくると、スピードは出ないし、なんとか走っていても、悪天候やデコボコ道ではダメージを受けやすい。事故も起こしかねません。どんなに磨き上げた車体にパワフルなエンジンが搭載されていても、肝心のエンジンオイルがなければ、快適なドライブはできず、いずれ停まってしまうでしょう。

テストステロンイメージ

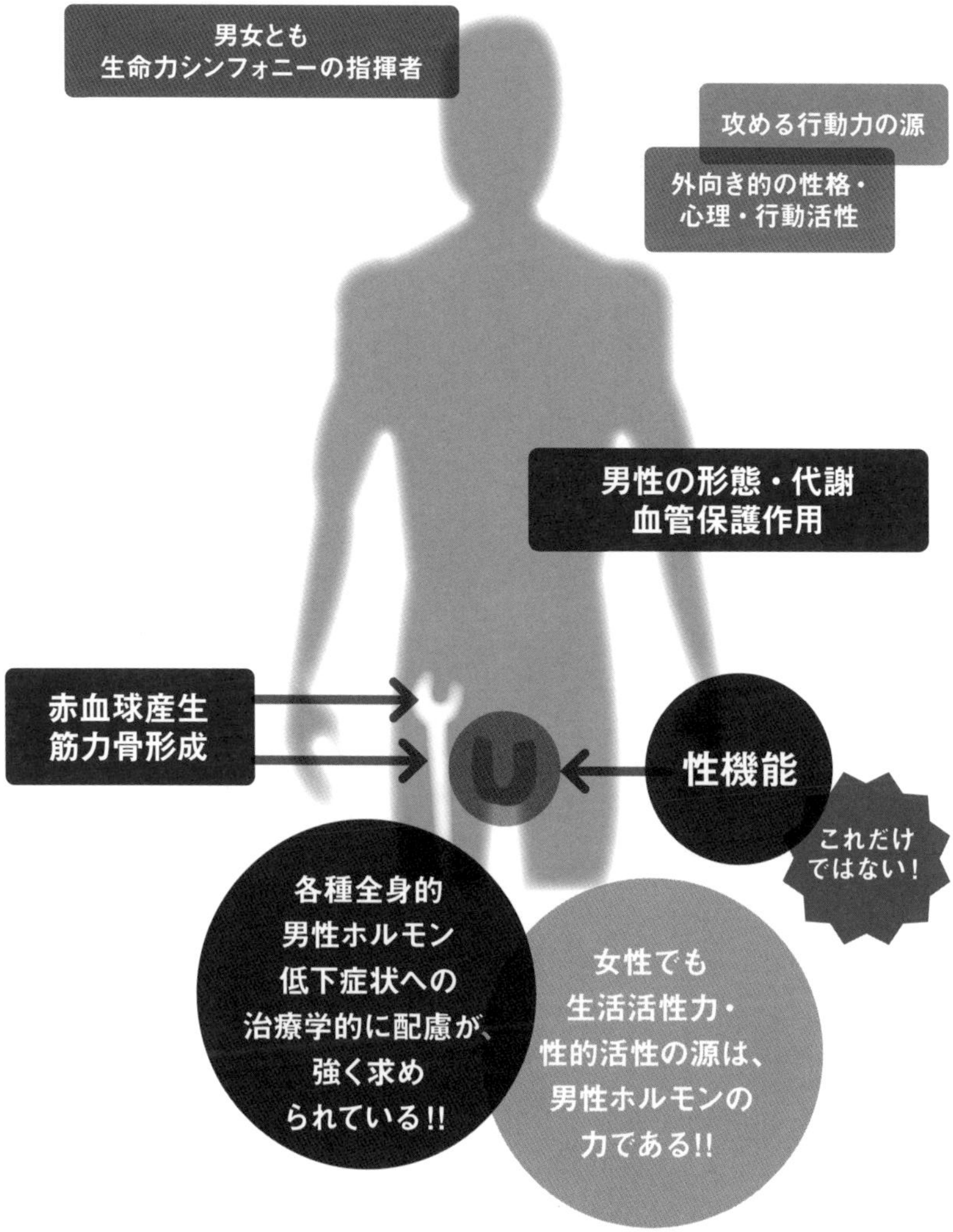
男女とも
生命力シンフォニーの指揮者
攻める行動力の源
外向き的の性格・
心理・行動活性
男性の形態・代謝
血管保護作用
赤血球産生
筋力骨形成
性機能
これだけ
ではない！
各種全身的
男性ホルモン
低下症状への
治療学的に配慮が、
強く求め
られている!!
女性でも
生活活性力・
性的活性の源は、
男性ホルモンの
力である!!

人差し指でわかる！　あなたのテストステロン値

占い師ではありませんが、指をみればその人のテストステロン値の目安がわかる、という学説をご存知でしょうか。**見きわめるポイントは、「人差し指」と「薬指」の長さ**で、これを見ることで、生まれつきテストステロンが多い人なのか少ない人なのか、医学的にある程度推測できるのです。

人間は、母親の胎内にいるときに性別が決まります。最初は誰しも女性の形。妊娠3カ月ごろ胎内で「テストステロンシャワー」を浴びることによって、「男性」につくりかえられていくのです。アダムとイブの神話では、男性の肋骨から女性がつくられますが、実際はその反対。

テストステロンのシャワーとは、男子の胎児が自らの小さな睾丸で作り出すテストステロンと、母親が副腎と卵巣で作っているテストステロンがプラスされてふりかかります。そのため、睾丸のない女子の胎児もシャワーを浴びています。この「テストステロンシャワー」の浴び具合が、指に現れています。

ご自分の指を伸ばして「人差し指（2D）」と「薬指（4D）」を見てください。「人差し指が薬指より短い」という人は「テストステロンシャワー」をたくさん浴びた人。つまりテストステロンが高い。その逆で、「薬指より人差し指が長い」という人は、「テストステロンシャワー」をそれほど浴びなかった人で、テストステロンは低い傾向があります。

人差し指（2D）／薬指（4D）の比が胎生期における男性ホルモン暴露度の指標

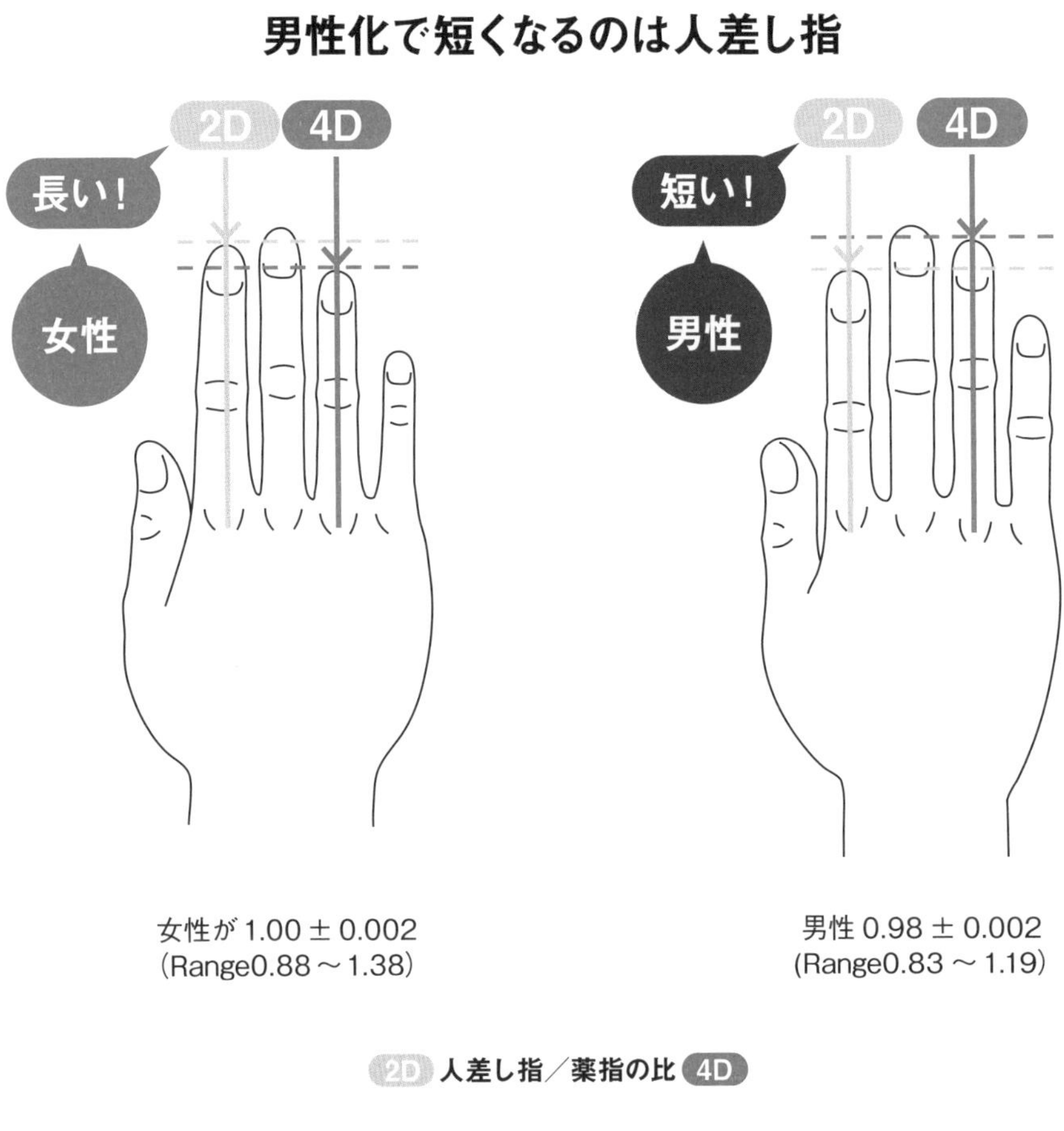
男性化で短くなるのは人差し指
2D
4D
長い！
女性
2D
4D
短い！
男性
女性が 1.00 ± 0.002
（Range0.88 ～ 1.38）
男性 0.98 ± 0.002
（Range0.83 ～ 1.19）
2D 人差し指／薬指の比 4D

このことを証明する、面白い調査があります。ある研究者が、世界経済の中枢ともいえる「ロンドン証券取引所」の証券マンの指の長さを調査したところ、より多くの利益を出している成績のよい証券マンは薬指が長く、利益が少ない成績の悪い証券マンは人差し指が長かったのです。２００８年に発表された公式なデータで、国際的にも話題となりました。

またサッカーのナショナルチームの選手など、秀でたアスリートは、やはり一様に薬指が長く、人差し指が短いという報告もあります。男性ならではのアグレッシブさや、冒険心は、テストステロンによる影響が強いです。またが「やる気」や「積極性」を生み出す、脳の「側坐核」や「扁桃体」といった器官を男性ホルモンが活性化させることも解明されているので、指の長さと男らしさでつじつまが合っていると考えられます。

女性についても同じで、３歳の女の子を調査した結果では、母親の羊水中の男性ホルモン値が高かった子ほど、積極的で行動的な性格が認められ、やはり薬指が長く、人差し指が短い傾向があったのです。逆に、羊水中の男性ホルモン値が低かった子は、優しくおしとやかで、言葉を覚えるのが早く、おしゃべりも得意という結果が出ました。もちろん、薬指は短く、人差し指は長かったということです。

ご自身やパートナーの指はいかがでしょうか？　一見、おとなしそうな女性でも、薬指が人差し指より長かったら、実は気が強い性格なのかもしれません。私の周りの女性の友人をチラ見すると、人指しが薬指より短い人はテストステロン値が高いのでアクティブです。私が人事部長なら、人差し指が薬指より長い人を総務に、人指し指が短い人は営業に配置するでしょう。

もちろん、生後の生活環境や教育も男らしさには関わってきますが、生前から男女の方向性を決めるのにもテストステロンが大きく関与しているのは間違いなさそうです。

そんなテストステロンも、**年を重ねると共に減っていき、強いストレスがかかると年齢に関係なく激減します。糖尿病やがんなどの病気や抗がん剤や抗うつ剤での治療も、テストステロンを減らす原因**になります。

繰り返しになりますが、たとえるなら、テストステロンは車のエンジンオイルのようなもの。欠乏してくると、スピードは出ないし、なんとか走っていても、悪天候やデコボコ道ではダメージを受けやすく、事故を起こしかねません。どんなに磨き上げた車体にパワフルなエンジンがあっても、肝心のエンジンオイルがなければ、快適なドライブはできず、いずれ止まってしまうでしょう。これは、中高年以降の男女共にいえることです！

テストステロン値が高い人は孤独に強い!?

熊ちゃん先生は、奥様に先立たれてから、92歳まで、彼女はいたようですが、基本的にひとりで自立して生活していました。ひきこもりの人は80%長男という統計もあります。テストステロン値が高い人は、いわゆるKYといわれる相手の顔色を読めない人が多いとされ、周囲の人とコミュニケーションがとるのは不得意です。しかし一方では、孤独に強いという強みがあり、周囲からの批判にも打たれ強いのです。人の話を聞かず

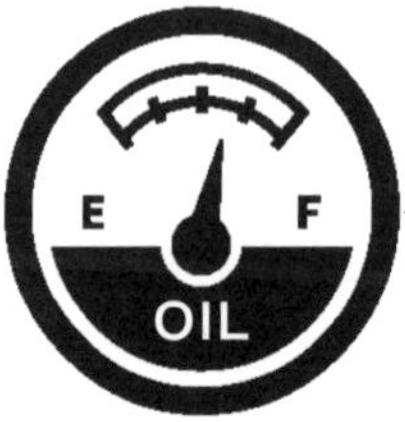
E
F
OIL

エンジンオイルイメージ

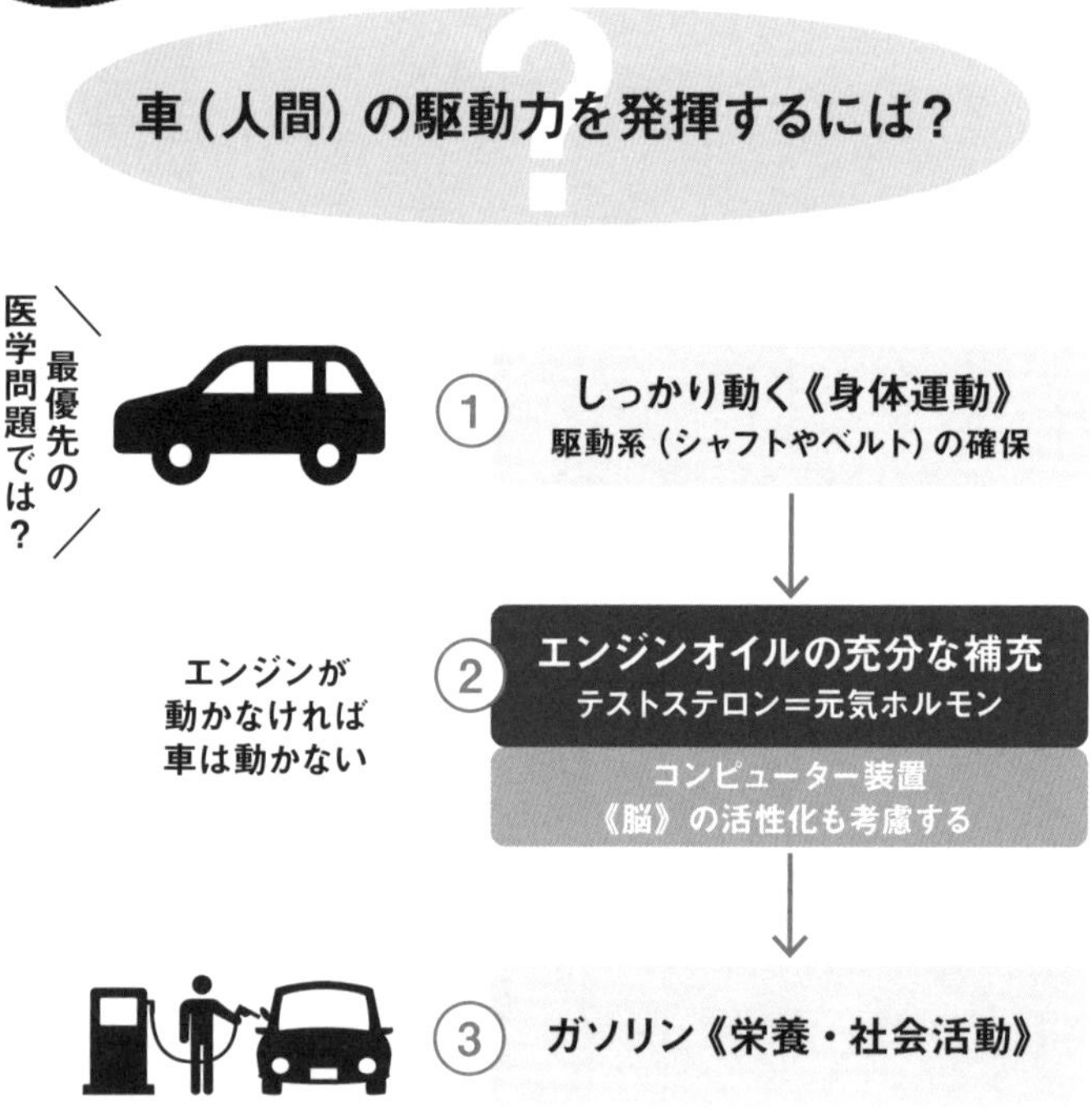
車（人間）の駆動力を発揮するには？
最優先の
医学問題では？
① しっかり動く《身体運動》
駆動系（シャフトやベルト）の確保
エンジンが
動かなければ
車は動かない
② エンジンオイルの充分な補充
テストステロン＝元気ホルモン
コンピューター装置
《脳》の活性化も考慮する
③ ガソリン《栄養・社会活動》

猪突猛進したことが功を奏し、成功をつかむ方が多いのも事実。しかし、いくら孤独には強くても、ヒトは一人では生きられないことも学んでいくことも重要です。テストステロン値が高くなる思春期から口が重くなる傾向にある男性ですが、男女のコミュニケーションであっても、雰囲気ではなく、言葉に出してお互いに理解しあう必要があるでしょう。それを身に付ければより魅力的になれるはずです。

テストステロン値が高い人のいいところ

- 気前がいい
- リーダーシップをとれる
- 長生き
- 論理的・理論的
- 新しいものに立ち向かう力がある
- 生きる意欲に満ち溢れている
- 孤独に強い

テストステロン値が高い人の残念なところ

- 会社人間で家庭を振り返らない
- 群れることが苦手
- 空気が読めない

●テストステロンが下がるとダメージを受けやすい（若いころの落差が大きいため）
●若いころのセックスは自分本位、そのため中年以降はセックスレスになりやすい
●感情がコントロールできず暴力に訴えてしまうことがある

テストステロン補充で、夢をかなえる人生の選択肢

男性高齢者のテストステロン補充に関していうと、辛い更年期障害に悩んで駆け込んでくる方と、年齢を重ねてもポジティブに生きたい方がいらっしゃいます。後者のほうが実は多く、マイナスをゼロに戻すのではなく、マイナスをプラスにしていくポジティヴ・エイジングが目的です。

年齢を重ねてもポジティブに生きたい方は、元々若いときからアクティブで、男女ともにテストステロン値は高かったと想像されます（実際に当時のテストステロン値は測定していないので不明なのが残念）。現在の測定でも平均値より高く問題はないはずなのです。

ここからは熊ちゃん先生の患者さんの声を紹介します。

「女性への関心も薄れ、仕事へのやる気も落ちてしまった。そこで治療を始めて3ヵ月になるのですが、本当に効果を実感しています。仕事もやる気がどんどん出て来て「あれもやろう、これもやろう」と積極的に行動するように。女性に対しても徐々に関心が

戻ってきました（笑）」（75歳・男性・会社社長）。

この方は一度は引退を考えていたのに、再び仕事に打ち込み、その後海外へ拠点を拡大したそうです。

「75歳の頃、土日のゴルフ後に疲れが残るようになり、女性への興味も薄れるようになりました。病院で検査をすると、テストステロンの量が低下していたので、ホルモン補充を決意。今はクラス会に行くと『お前は元気過ぎる』と驚かれます。確かに周りを見ると、〝病気自慢〟ばかりで、元気がないと感じますね」。（83歳・男性・マーケティング会社の相談役）

元気の秘密は、テストステロン補充療法にあると話してくれました。

熊ちゃん先生の治療を受けていた冒険家の三浦雄一郎さんも、78歳で初めて男性ホルモンの注射を打ったところ、1、2カ月後には元気が出て、やる気が湧くようになったそうで、熊ちゃん先生に直接よろこびを伝えたといいます。三浦さんが80歳の世界最高齢で世界最高峰のエベレスト登頂に成功した陰にはテストステロンがあったのですね。

「長年腰痛に悩んでいて、健康ヲタクなのでいろいろ試して、テストステロン補充療法に辿り着きました。打ってみると体調改善だけでなく性格が激変。元々は引っ込み思案でしたが、仕事もプライベートも積極的になり、周囲の人は『どうしたの？』と驚い

ていますが、秘密はあかしていません（笑）」（65歳・女性・会社役員）

「更年期のうつ症状で悩んでいた主人が、テストステロン補充でみるみる元気を取り戻した姿を見ていました。ある時、出不精になっていた私に、夫が『お前も打ってみたら？』と。騙されたと思って打ってみたら驚くほどパワーが湧いてきたのです。最近は、夫と一緒に出かけることが増えました」（82歳・主婦）

老化を理由にやりたいことを諦めなくていいのです！　嬉しいことにテストステロンを補充すると、筋肉が増えて内臓脂肪が減少します。つまり肥満やメタボの改善にも効果があるので、動脈硬化を防いだり進行を止めたりできます。ロコモティブ・シンドロームや認知症を遠ざけることもできるのです。体力が回復し、それと共に「やる気」「元気」「意欲」がさらに湧いて、日々の生活がいきいきと充実してきます。長寿社会を楽しく過ごすことができるのです。

テストステロン値を低下させる要因

●抗うつ薬

抗うつ剤や精神安定剤にはテストステロンを抑制するプロラクチンというホルモンの濃度を高くする作用もあり、もともと低下していたテストステロンをますます低下させてしまい、かえってうつ症状を悪化させてしまいます。

●加齢

女性には、例外なく「閉経」が訪れます。それと同時にガクッと女性ホルモンが減少するので、「あ、更年期がきたな」とすぐにわかります。しかし男性は、70歳で子どもをもうける方もいるように、生殖機能を急に失うわけではありません。加齢によって、テストステロンは確実に減少していきますが、そのスピードは人によってまちまちです。30代で突然テストステロン低下にみまわれる人もいれば、70代になって、ようやくその兆候が見られはじめるという人も。ですから、心身の不調を抱えていても、それが「テストステロンの低下によるもの」だということに、気づかない人が多いのです。

●糖尿病

中高年男性で糖尿病と疑われる場合は、まずその指標とされているヘモグロビンA1cの上昇がチェックされます。HA1cとは血管の中でヘモグロビンがブドウ糖と結合したもののことを指します。正常値は6.5以下ですが、それを超えてくると高血糖になり、さまざまな合併症を引き起こすリスクが出てきます。

糖尿病の原因は、食べ過ぎ、そして運動不足と言われています。ですが、その裏に、テストステロン低下が隠れているのはあまり知られていません。**糖尿病は男性に多く、女性の3倍近い患者さんがいる**のですが、それも男性が中高年になってテストステロンが減退していることで起きてくるのです。

さらにテストステロン低下によって運動する気力さえなくなり、筋肉量が一層減り基礎代謝は落ちます。そうするとテストステロン作用が弱くなるので、血糖コントロールがさらに悪化するという悪循環におちいります。

がん治療

前立腺がんに関していえば、発症しているならともかく、男性ホルモンが発症の引き金になるというデータはありません。むしろ逆だという報告がたくさんあります。また、男性ホルモン値が低い男性のほうが、前立腺がんになった場合の悪性度が高く、転移しやすいことが確認されています。

しかし前立腺がんを発症している患者さんには、男性ホルモンの分泌を抑える治療をします。さらにその他のがんの抗がん剤治療によってもテストステロンが低下しますので、がん治療すると一般的にその副作用で、元気がなくなってしまうことが多いのです。

睡眠不足

健康にとって重要なのは「睡眠」です。睡眠は、ただ体の疲れをとるためのものではありません。テストステロンをはじめ、さまざまなホルモンの正常な分泌を保つためにも欠かせないのです。睡眠不足や、質の悪い睡眠が習慣になると、自律神経が乱れ確実にテストステロンは減っていきますし、**テストステロンが低下していれば、睡眠リズムが壊れ、その質は下がります。「睡眠」はテストステロン値キープには欠かせません。**

心理的ストレスを解消し、自律神経を安定させることができるからです。

間違った食生活

ワンプレートを短時間でかきこむような食事。血糖値がジェットコースターのようにあがったり下がったりする生活は、心身への負荷が高く、体調不良を引き起こします。さらに睡眠不足、肥満、運動不足が加わると、当然テストステロン値も落ちていきます。

過度な運動

フルマラソンのような激しい運動をした直後には、血液中のテストステロン量がガクッと下がります。

大量のアルコールの摂取

大学生を対象に実験的に深酒をさせて、その後二日酔いの程度とテストステロン低下の度合いを調べたところ、かなり相関することがわかりました。そして、二日酔いの「だるい」「辛い」「やる気が全くでない」「気持ちが塞ぐ」などの症状は、テストステロン値の低下で現れる男性更年期障害の症状とそっくりなのです。若い人にはその辛さを知る機会になるかもしれません。

寝酒もオススメできません。睡眠時間が短い人はテストステロン値が低いというデータがあるように、寝る寸前にアルコールを飲めば、夜中に何度もトイレに起きることになり、当然睡眠の質も量も低下してしまいます。しかも、毎晩、お酒を飲み過ぎていると、内臓脂肪がどんどんたまり、メタボまっしぐら。メタボがさまざまな病気をまねくということは、みなさんもすでにご存じでしょう。進行すれば糖尿病になるリスクもあります。メタボも「テストステロン低下」が根本の原因であることもわかってきています。

●AGA治療（男性の場合）

脱毛につながるのは男性ホルモンの中でもデヒドロテストステロン（DTH）と呼ばれるものです。毛根にある「5α-リダクターゼ」という酵素と男性ホルモンのテストステロンが結びつくと形成されます。DTHがAGA（男性型脱毛症）を引き起こす、つまり毛根をダメにするホルモン。この「5α-リダクターゼ」が多い、または活性が強い場合に、DTHが増加し薄毛のリスクが高まるので、テストステロンばかりを責めるのはお門違いです。

AGA治療では脱毛ホルモンであるDHTの生成を食い止めるべく「5α-リダクターゼ」を抑制する薬として「プロペシア（フェナステリド）」が処方されます。直接的に男性ホルモンを抑制しないと言われていますが、実際にはAGA治療を受けたために、男性ホルモン値が下がり、体調不良、性欲減退、うつに悩んで熊ちゃん先生の外来に訪れる若い方がいました。テストステロン補充で元気を取り戻したものの、奥さんから「そんなことすると、また髪の毛が抜けちゃうでしょ」と怒られ、治療をストップしたらまた元気がなくなってしまったケースも……。薄毛治療で不妊に悩むようになった方までいらっしゃったと聞きました。髪の毛と健康で長生き、さてどっちを選びますか？

前立腺肥大症治療

手術をしたくない場合には、テストステロンを抑える薬であるアボルブ（デュタステリド）を使います。それによっても男性ホルモン値が下がり、元気がなくなります。テストステロンを抑えることで前立腺は小さくなりますが、別の落とし穴があることも心にとめておいてください。

心理的ストレス

ストレスとひとくちに言っても、「身体的なストレス」と「心理的なストレス」があります。では、更年期をより悪化させるものはどちらのストレスかといえば、圧倒的に「心理的なストレス」です。

それを示す実験があります。まず、透明な板で碁盤の目のように区切った部屋をつくります。そこに、ラットを1匹ずつ入れていきます。ある部屋は、スイッチを押すと電流が流れるしくみになっています。つまり、「身体的なストレス」を受けるわけです。別の部屋には、電流は流れません。しかし、電気ショックを受けて、鳴いて飛び跳ねるラットの姿を見ることになります。つまり、こちらは「心理的なストレス」を受けるというわけです。8週間後、それぞれのラットの「性機能」を調べました。すると、電流を受けた前者のラットより、ただ見ていただけの後者のラットほうが、明らかに性機能が減退していました。

さらに、「ドーパミン」というホルモンの値を測定しました。「ドーパミン」は心をポジティブにする作用があり、男性ホルモンによって分泌が活性化されるのですが、こちらも後者のラットのほうが明らかに減少していました。

人間にたとえれば、前者のラットは、現場作業など、肉体労働に従事している方でしょう。そして後者のラットは、デスクワークを中心とした頭脳労働に従事し、管理職として重い責任を抱えている人です。たとえ会社に勤めていなくても、周りの人が辛い思いをしている姿を目の当たりにすることはストレスの大きな要因です。暗いニュースばかりをSNSで見ているより、趣味を楽しむほうが得策です！

●我慢

たとえば、糖尿病そのもので調子が悪いというよりも、「カレー食べちゃだめ」「ラーメン&チャーハンはもってのほか」。このように、あれもこれもダメと指導されること自体がすごいストレスになっている可能性があると、熊ちゃん先生。ただでさえ、糖尿病で落ち込んでいるのに、生活の制限でもっと憂鬱になったと訴える方が多かったといいます。血糖値、血圧など数値に振り回され我慢することがストレスになれば、テストステロンを下げ、結果老化を加速させてしまうのです。

2章 テストステロン補充療法のリアル

男と女のテストステロン比率！

女性は閉経後も、エストロゲン（女性ホルモン）の原料となるテストステロン（男性ホルモン）を産生する能力が、卵巣と副腎に残っています。閉経後の女性のエストロゲンは、閉経前の10分の1になりますが、テストステロンは、3分に2に減るだけです。**閉経後の女性は、血中の男性ホルモン／女性ホルモン比が、同年代男性よりもむしろ高くなってきます。**その為、女性は50歳を過ぎるとおかしいことはおかしいと意見をはっきり言うようになったり、性欲が高まったりします。家庭内でも夫と妻の力関係が逆転し、女性が主導権をとるカップルが多くなるのは、性ホルモンバランスが関与しています。

ですが、女性は女性ホルモンだけでなく、元気の源であるテストステロンまでもが低下してくると、フレイルが加速してしまいます。筋肉や骨がどんどん弱くなってしまうのです。全身の筋力が弱まると、骨盤内の臓器を下支えしていた骨盤底筋の筋力も低下するため、**尿モレや、骨盤臓器脱の発生率が上昇してきます。骨盤臓器脱とは、子宮や膀胱、直腸が膣から体外に出てしまう状態です。尿漏れや骨盤臓器脱は、50歳以上の女性の生活の質を著しく下げるフェムゾーンの疾患。その対応として、筋力増進のために、高齢女性に**テストステロンを投与し、骨盤底筋エクササイズをすることで、尿失禁の改善がみられる可能性があることが注目されています。

今後、女性の加齢によるテストステロンの低下がどの程度かの診断が必要となってい

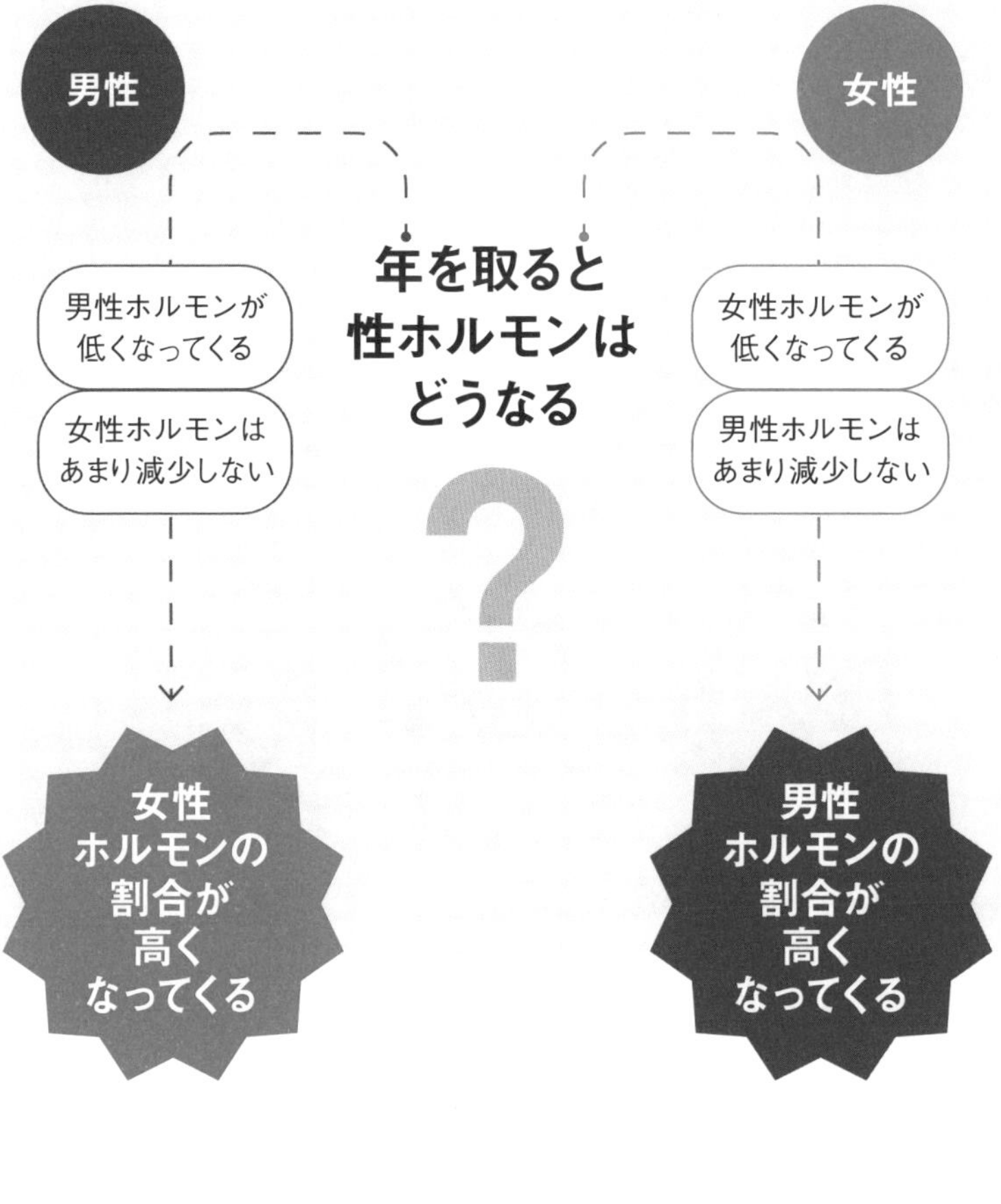
男性
女性
年を取ると
性ホルモンは
どうなる
男性ホルモンが
低くなってくる
女性ホルモンは
あまり減少しない
女性ホルモンが
低くなってくる
男性ホルモンは
あまり減少しない
?
女性
ホルモンの
割合が
高く
なってくる
男性
ホルモンの
割合が
高く
なってくる

ます。

閉経後の健常日本女性のフリーテストステロンレベルの基本的な統計資料が少なく新しいデータが求められています。私が熊ちゃん先生と共に2022年に行った調査結果は後ほどご紹介します。

加齢による女性のフリーテストステロンの変化

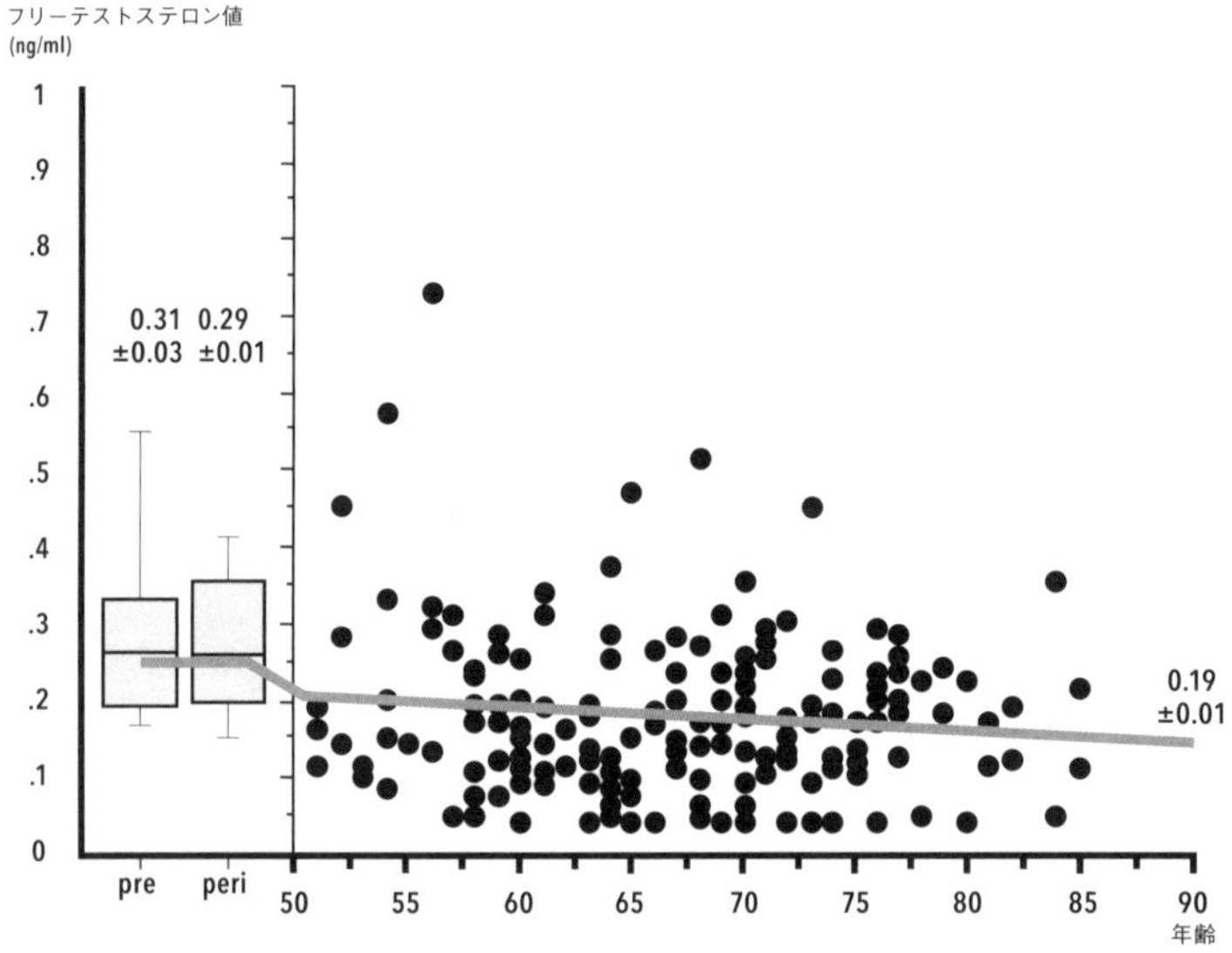

フリーテストステロン値
(ng/ml)
1
.9
.8
.7
.6
.5
.4
.3
.2
.1
0
0.31
±0.03
0.29
±0.01
0.19
±0.01
pre
peri
50
55
60
65
70
75
80
85
90
年齢

過去のデータでも、加齢により女性のフリーテストステロンは低下していることが分かります。

(Yasui et al,Gender medicine,2007)

体験者に聞きました！

テストステロン補充をしてみて、実際のところどうでしたか？

テストステロン補充って痛いの？　辛いの？ 効果はあるの？
テストステロン治療の先駆者・熊ちゃん先生
自らの補充体験を皮切りに、
女性経営者・原田さん、
熊ちゃん先生の高校の先輩Ｈ氏の体験談を、
コマ割り漫画でわかりやすくお伝えします。

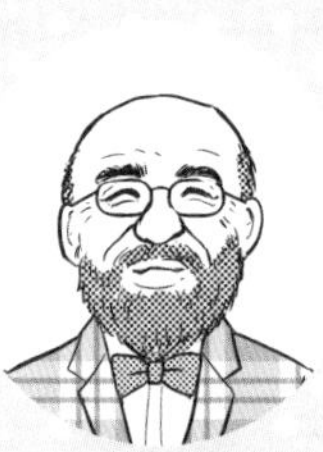

熊ちゃん's story

p.76へGo!

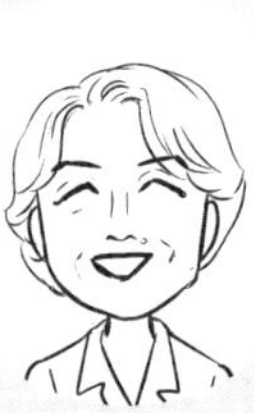

原田 純さん's story

p.80へGo!

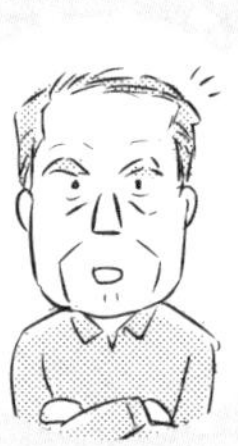

Ｈ氏's story

p.84へGo!

男性医学の父のテストステロンはもともと高かった！

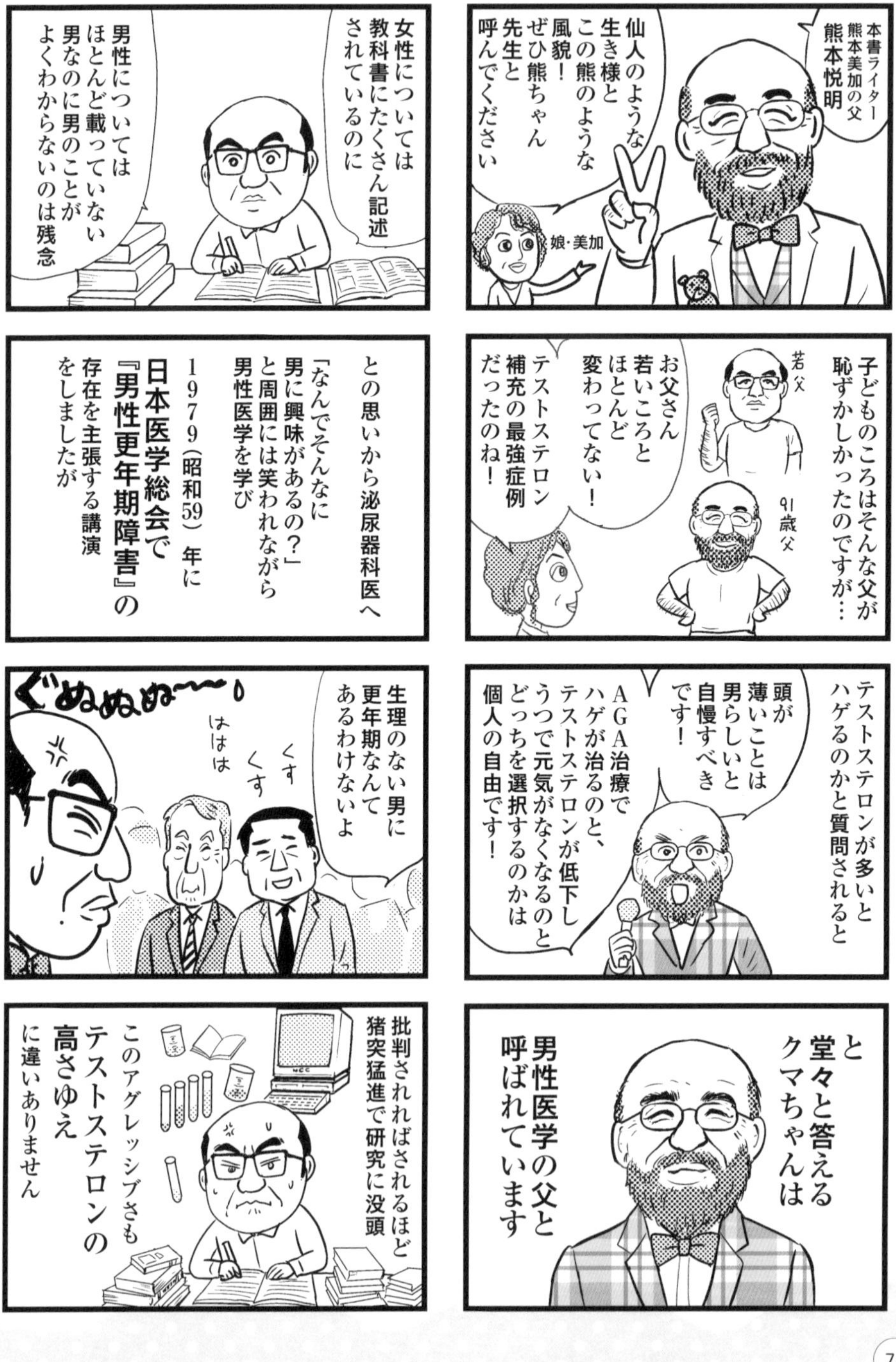
本書ライター
熊本美加の父
熊本悦明
仙人のような生き様とこの熊のような風貌！ぜひ熊ちゃん先生と呼んでください
娘・美加
女性については教科書にたくさん記述されているのに
男性についてはほとんど載っていない男なのに男のことがよくわからないのは残念
子どものころは恥ずかしかったのですが…
若父
91歳父
お父さん若いころとほとんど変わってない！
テストステロン補充の最強症例だったのね！
との思いから泌尿器科医へ
「なんでそんなに男に興味があるの？」と周囲には笑われながら男性医学を学び
1979（昭和59）年に
日本医学総会で『男性更年期障害』の
存在を主張する講演をしましたが
テストステロンが多いとハゲるのかと質問されると
頭が薄いことは男らしいと自慢すべきです！
AGA治療でハゲが治るのと、テストステロンが低下しうつで元気がなくなるのとどっちを選択するのかは個人の自由です！
生理のない男に更年期なんてあるわけないよ
くすくす
ははは
ぐぬぬぬ〜〜〜
と堂々と答えるクマちゃんは
男性医学の父と呼ばれています
批判されればされるほど猪突猛進で研究に没頭
このアグレッシブさも
テストステロンの
高さゆえ
に違いありません

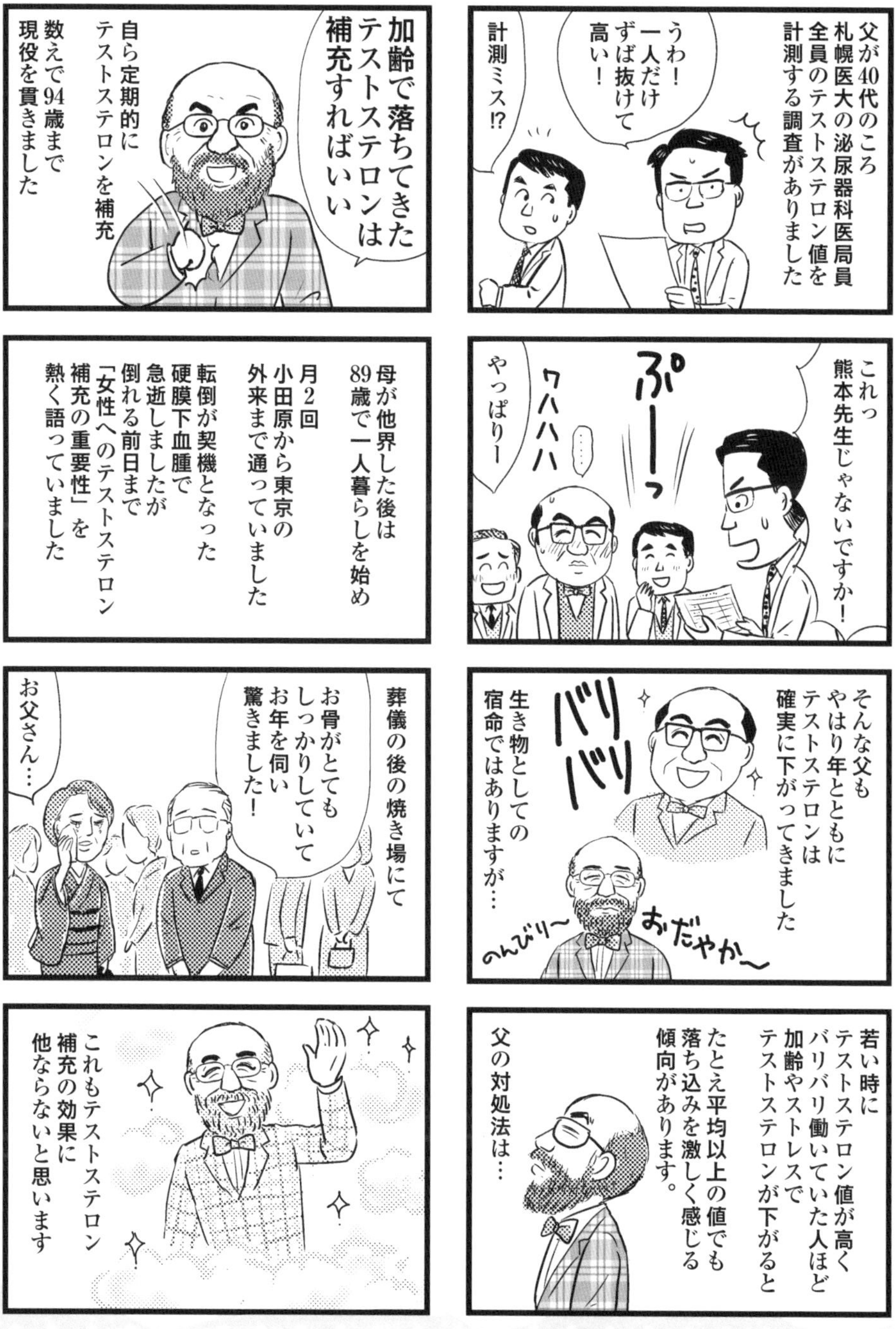
父が40代のころ札幌医大の泌尿器科医局員全員のテストステロン値を計測する調査がありました
うわ！一人だけずば抜けて高い！
計測ミス⁉
これっ熊本先生じゃないですか！
ぷーーっ
ワハハハ
……
やっぱりー
そんな父もやはり年とともにテストステロンは確実に下がってきました
バリバリ
生き物としての宿命ではありますが…
のんびり〜
おだやか〜
若い時にテストステロン値が高くバリバリ働いていた人ほど加齢やストレスでテストステロンが下がるとたとえ平均以上の値でも落ち込みを激しく感じる傾向があります。
父の対処法は…
加齢で落ちてきたテストステロンは補充すればいい
自ら定期的にテストステロンを補充数えで94歳まで現役を貫きました
母が他界した後は89歳で一人暮らしを始め月2回小田原から東京の外来まで通っていました
転倒が契機となった硬膜下血腫で急逝しましたが倒れる前日まで「女性へのテストステロン補充の重要性」を熱く語っていました
葬儀の後の焼き場にて
お骨がとてもしっかりしていてお年を伺い驚きました！
お父さん…
これもテストステロン補充の効果に他ならないと思います

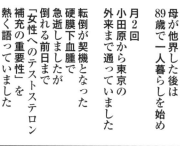

生涯現役を貫いた、テストステロンライフ

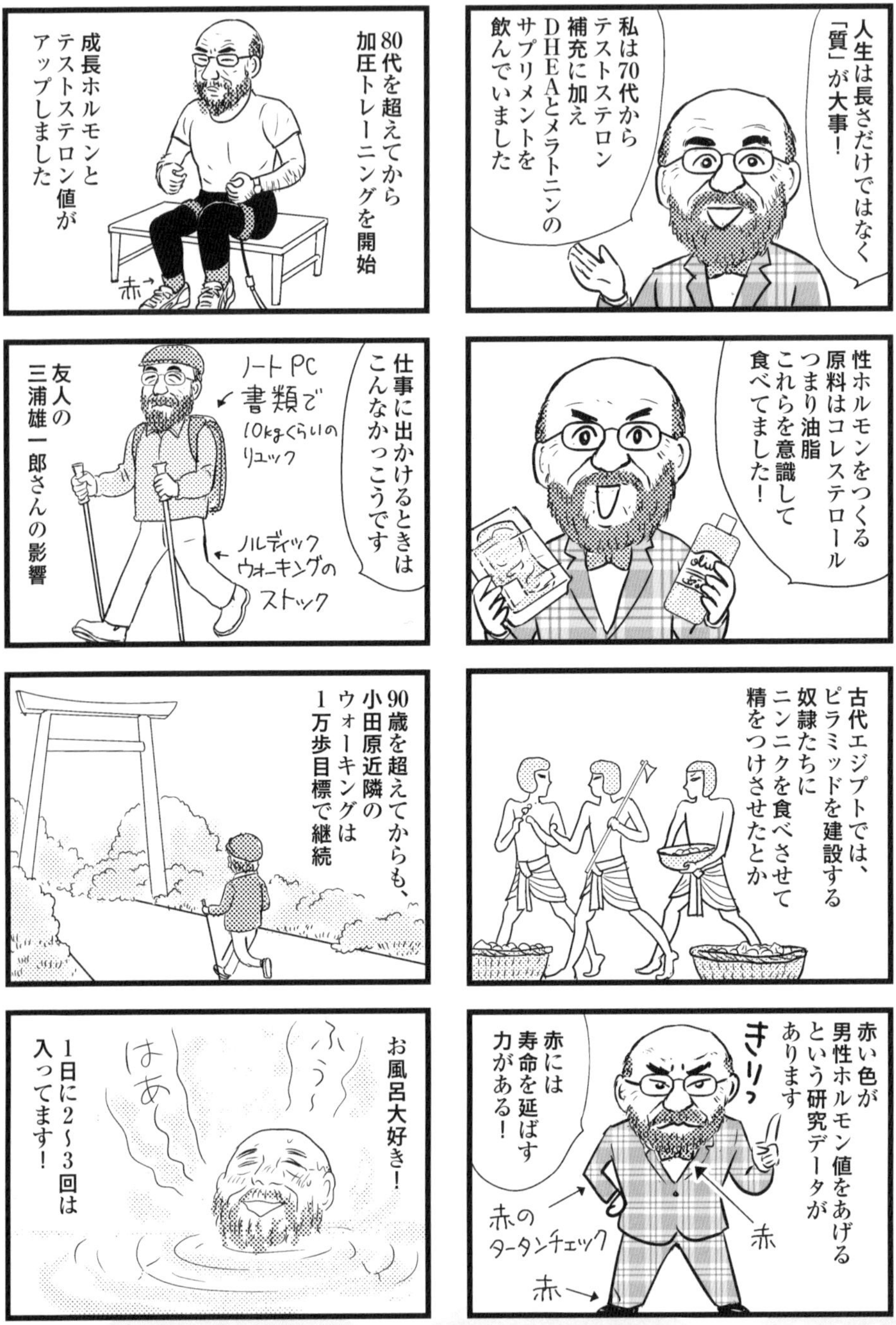
人生は長さだけではなく「質」が大事！
私は70代からテストステロン補充に加えDHEAとメラトニンのサプリメントを飲んでいました
性ホルモンをつくる原料はコレステロールつまり油脂これらを意識して食べてました！
古代エジプトでは、ピラミッドを建設する奴隷たちにニンニクを食べさせて精をつけさせたとか
赤い色が男性ホルモン値をあげるという研究データがあります
キリッ
赤には寿命を延ばす力がある！
赤
赤のタータンチェック
赤
80代を超えてから加圧トレーニングを開始
成長ホルモンとテストステロン値がアップしました
赤
仕事に出かけるときはこんなかっこうです
ノートPC書類で10kgくらいのリュック
ノルディックウォーキングのストック
友人の三浦雄一郎さんの影響
90歳を超えてからも、小田原近隣のウォーキングは1万歩目標で継続
お風呂大好き！
ふぅ〜
はぁ〜
1日に2〜3回は入ってます！

熊ちゃん's story ❸

ただ長生きするのではなく「元気で長生き」を目指す

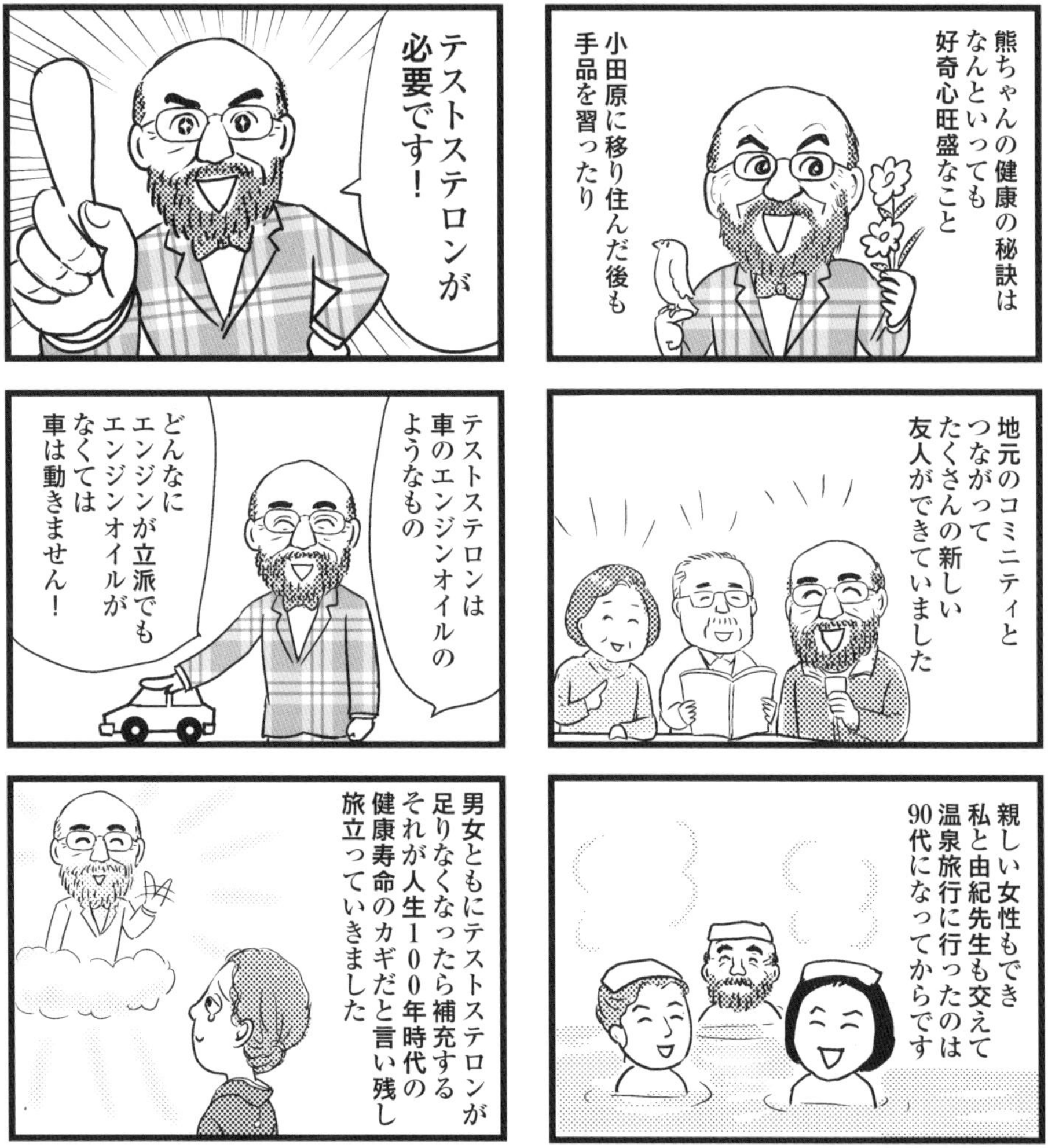

熊ちゃんの健康の秘訣は
なんといっても
好奇心旺盛なこと
小田原に移り住んだ後も
手品を習ったり
地元のコミニティと
つながって
たくさんの新しい
友人ができていました
親しい女性もでき
私と由紀先生も交えて
温泉旅行に行ったのは
90代になってからです
長生きするためには
「バランスのとれた食事」
「適度な運動」
「社会活動」と
啓蒙されていますが
いやいや
それだけじゃなくて
テストステロンが
必要です!
テストステロンは
車のエンジンオイルの
ようなもの
どんなに
エンジンが立派でも
エンジンオイルが
なくては
車は動きません!
男女ともにテストステロンが
足りなくなったら補充する
それが人生100年時代の
健康寿命のカギだと言い残し
旅立っていきました
由紀先生と私は
熊ちゃん先生の遺志を継ぎ
テストステロンの重要性を
広めることを誓いました
棺には
テストステロンを
入れました…

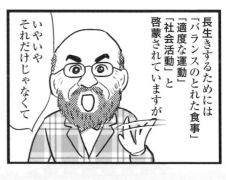

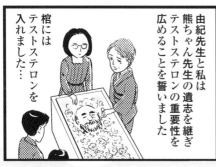

助産師さんとの出会いで「ちつケア」に目覚める

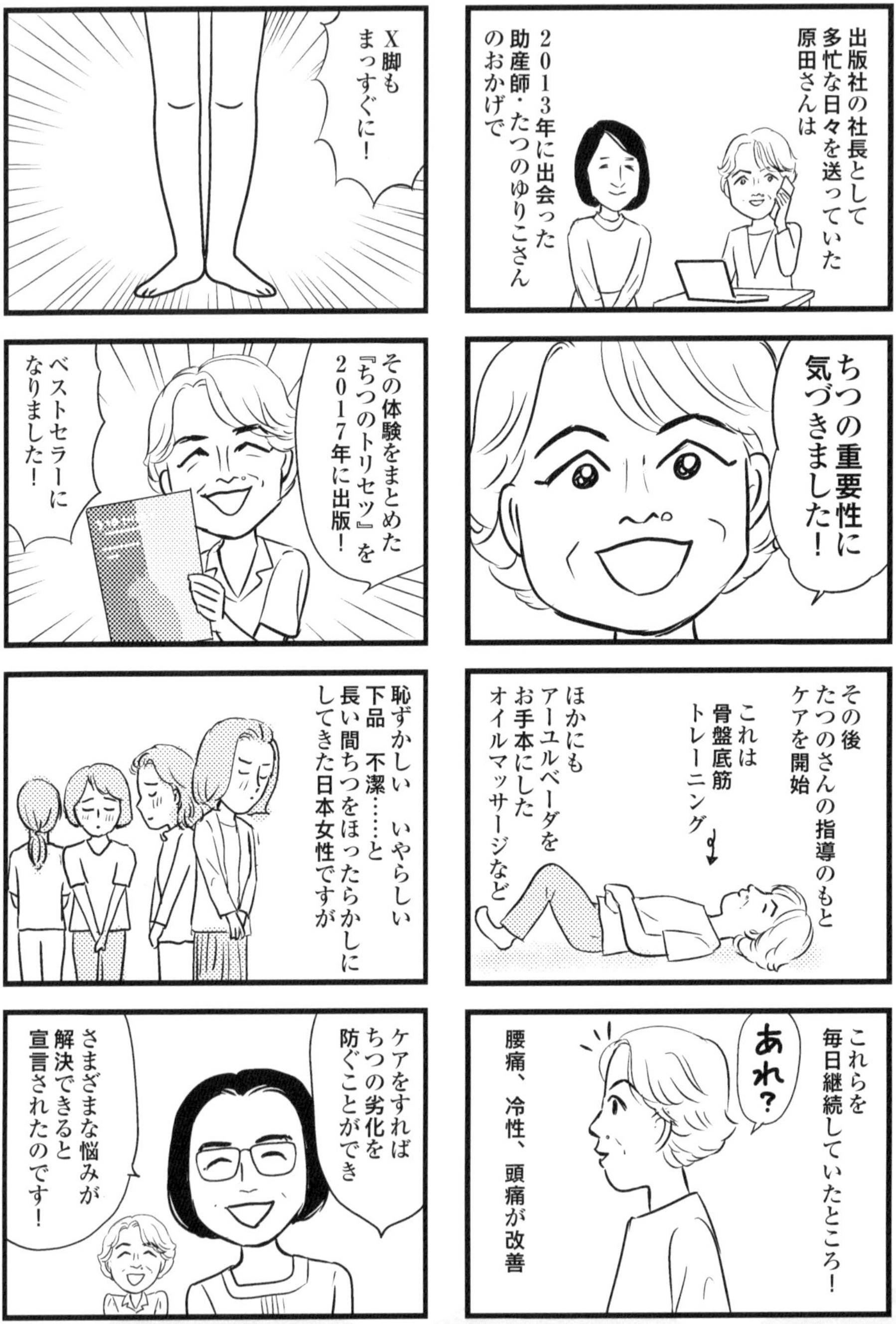
出版社の社長として
多忙な日々を送っていた
原田さんは
2013年に出会った
助産師・たつのゆりこさん
のおかげで
ちつの重要性に気づきました!
その後
たつのさんの指導のもと
ケアを開始
これは骨盤底筋トレーニング
ほかにも
アーユルベーダを
お手本にした
オイルマッサージなど
これらを
毎日継続していたところ!
あれ?
腰痛、冷性、頭痛が改善
X脚もまっすぐに!
その体験をまとめた
『ちつのトリセツ』を
2017年に出版!
ベストセラーに
なりました!
恥ずかしい いやらしい
下品 不潔……と
長い間ちつをほったらかしに
してきた日本女性ですが
ケアをすれば
ちつの劣化を
防ぐことができ
さまざまな悩みが
解決できると
宣言されたのです!

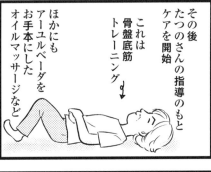

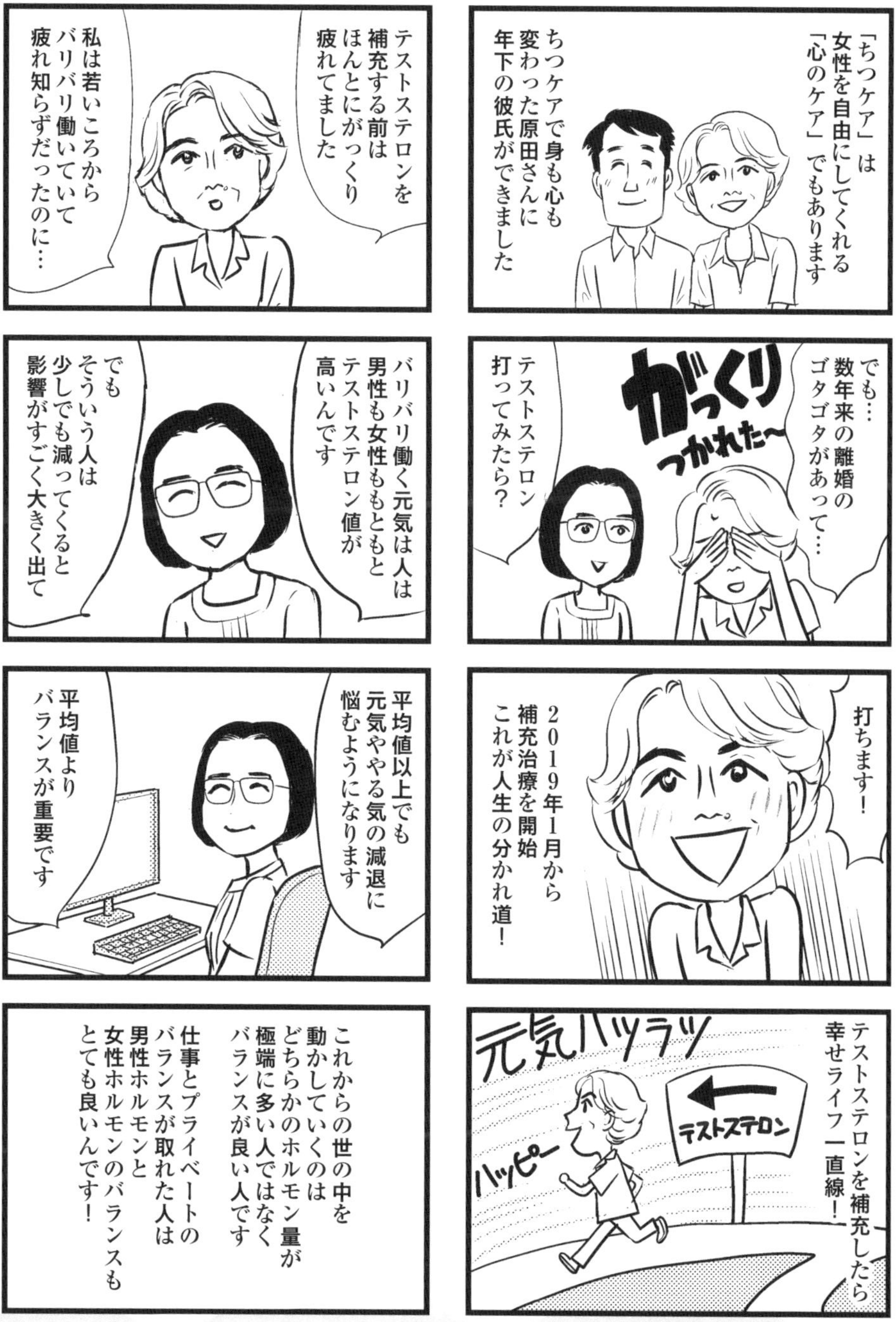
「ちつケア」は女性を自由にしてくれる「心のケア」でもあります
ちつケアで身も心も変わった原田さんに年下の彼氏ができました
でも…数年来の離婚のゴタゴタがあって…
がっくりつかれた〜
テストステロン打ってみたら？
打ちます！
2019年1月から補充治療を開始これが人生の分かれ道！
テストステロンを補充したら幸せライフ一直線！
元気ハツラツ
テストステロン
ハッピー
テストステロンを補充する前はほんとにがっくり疲れてました
私は若いころからバリバリ働いていて疲れ知らずだったのに…
バリバリ働く元気は人は男性も女性ももともとテストステロン値が高いんです
でもそういう人は少しでも減ってくると影響がすごく大きく出て
平均値以上でも元気ややる気の減退に悩むようになります
平均値よりバランスが重要です
これからの世の中を動かしていくのはどちらかのホルモン量が極端に多い人ではなくバランスが良い人です
仕事とプライベートのバランスが取れた人は男性ホルモンと女性ホルモンのバランスもとても良いんです！

原田さんと由紀先生の二人三脚の軌跡

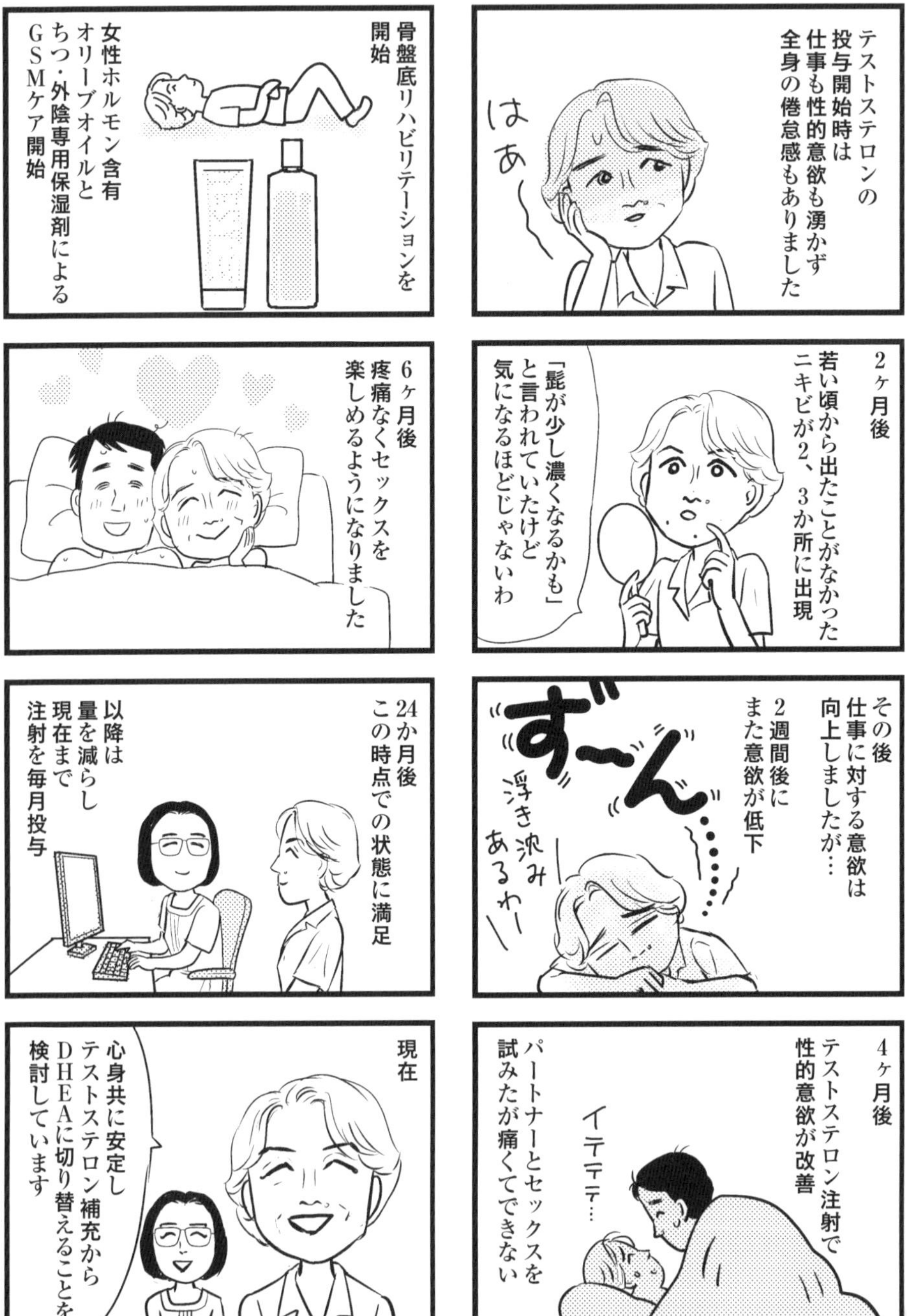
テストステロンの投与開始時は仕事も性的意欲も湧かず全身の倦怠感もありました
はあ
2ヶ月後
若い頃から出たことがなかったニキビが2、3か所に出現
「髭が少し濃くなるかも」と言われていたけど気になるほどじゃないわ
その後
仕事に対する意欲は向上しましたが…
2週間後にまた意欲が低下
ず～ん……
浮き沈みあるわ～
4ヶ月後
テストステロン注射で性的意欲が改善
パートナーとセックスを試みたが痛くてできない
イテテテ…
骨盤底リハビリテーションを開始
女性ホルモン含有オリーブオイルとちつ・外陰専用保湿剤によるGSMケア開始
6ヶ月後
疼痛なくセックスを楽しめるようになりました
24か月後
この時点での状態に満足
以降は量を減らし現在まで注射を毎月投与
現在
心身共に安定しテストステロン補充からDHEAに切り替えることを検討しています

自分で数値を記録 変化を実感

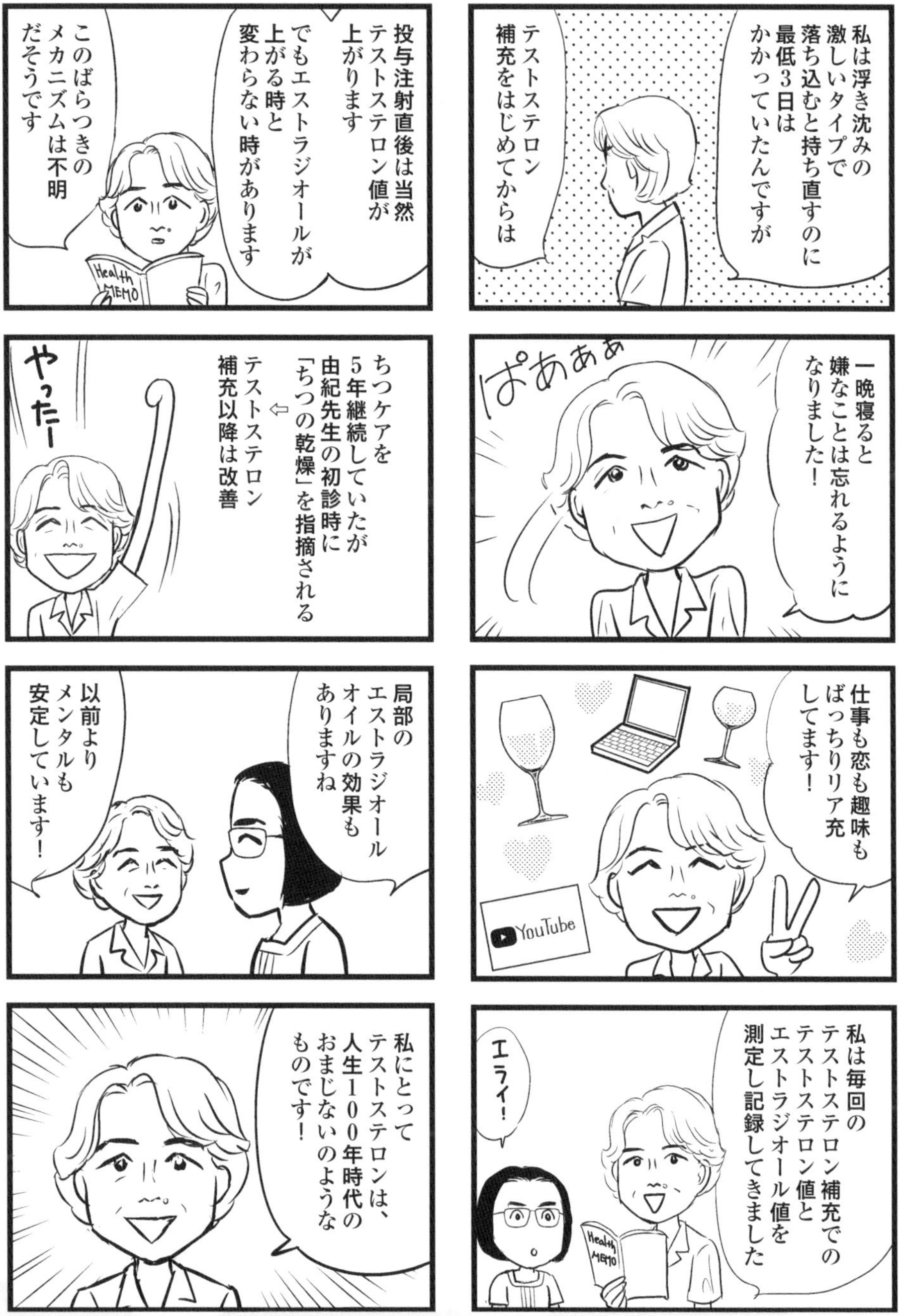
私は浮き沈みの激しいタイプで落ち込むと持ち直すのに最低3日はかかっていたんですが
テストステロン補充をはじめてからは
一晩寝ると嫌なことは忘れるようになりました！
ぱあああ
仕事も恋も趣味もばっちりリア充してます！
YouTube
私は毎回のテストステロン補充でのテストステロン値とエストラジオール値を測定し記録してきました
エライ！
Health MEMO
投与注射直後は当然テストステロン値が上がります
でもエストラジオールが上がる時と変わらない時があります
このばらつきのメカニズムは不明だそうです
Health MEMO
ちつケアを5年継続していたが由紀先生の初診時に「ちつの乾燥」を指摘される
⇦
テストステロン補充以降は改善
やったー
局部のエストラジオールオイルの効果もありますね
以前よりメンタルも安定しています！
私にとってテストステロンは、人生100年時代のおまじないのようなものです！

死ぬまで元気でいるためのテストステロン補充

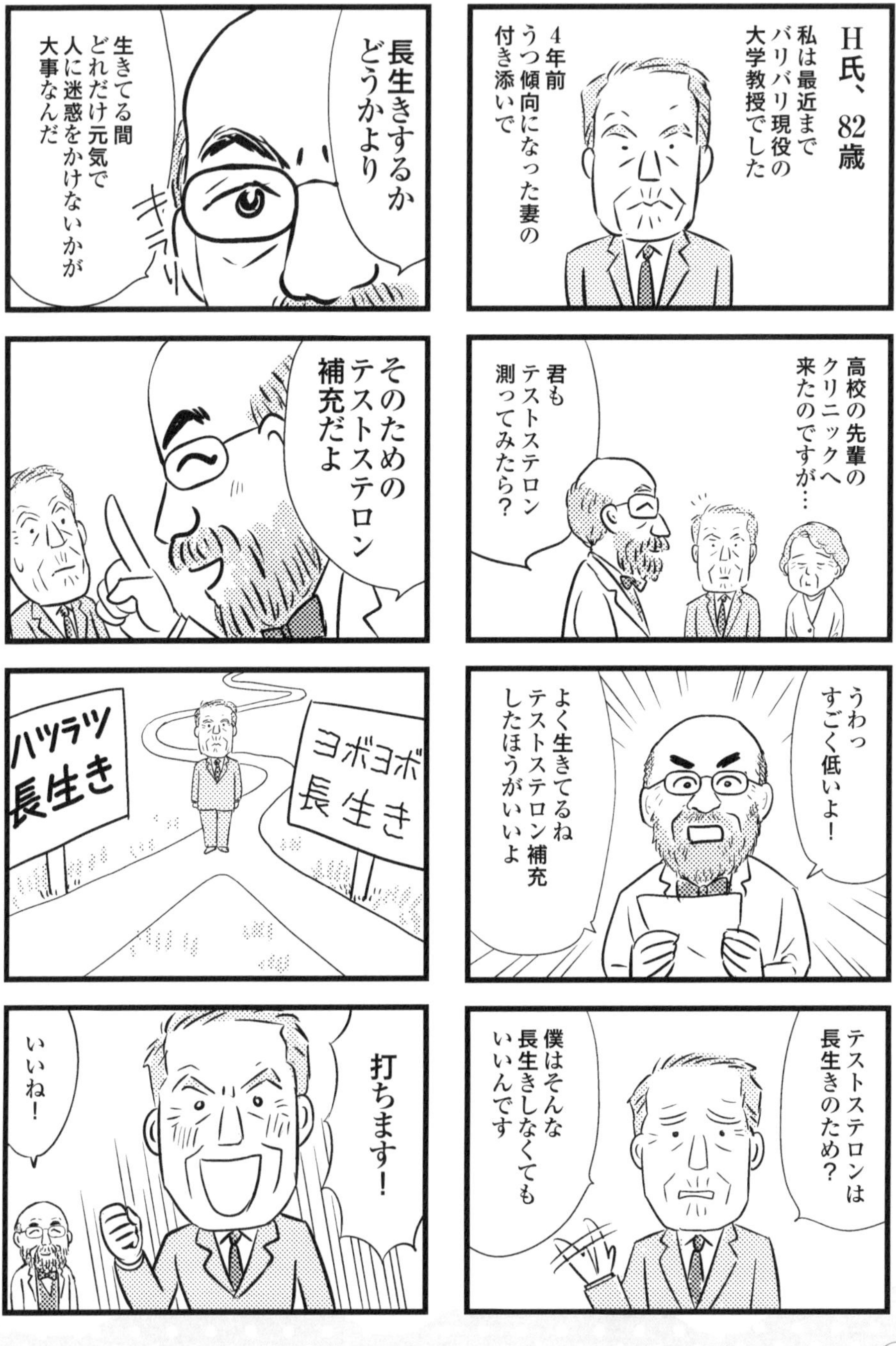
H氏、82歳
私は最近までバリバリ現役の大学教授でした
4年前うつ傾向になった妻の付き添いで
高校の先輩のクリニックへ来たのですが…
君もテストステロン測ってみたら?
うわっすごく低いよ!
よく生きてるねテストステロン補充したほうがいいよ
テストステロンは長生きのため?
僕はそんな長生きしなくてもいいんです
長生きするかどうかより
生きてる間どれだけ元気で人に迷惑をかけないかが大事なんだ
キラリ
そのためのテストステロン補充だよ
ハツラツ長生き
ヨボヨボ長生き
打ちます!
いいね!

半信半疑でテストステロン補充したら…　あら不思議

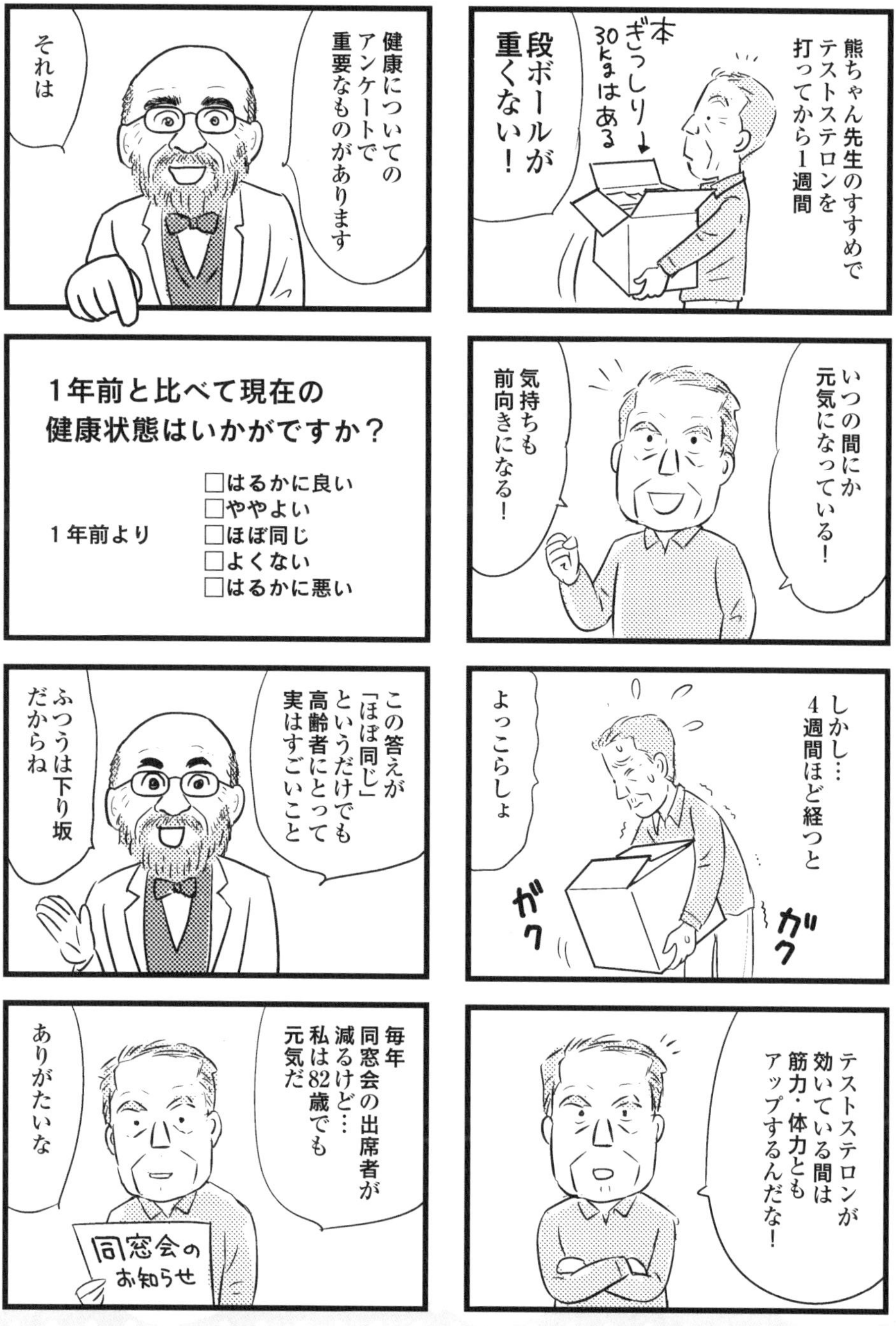
熊ちゃん先生のすすめでテストステロンを打ってから1週間
本ぎっしり30kgはある
段ボールが重くない！
いつの間にか元気になっている！
気持ちも前向きになる！
しかし…4週間ほど経つと
よっこらしょ
ガク
ガク
テストステロンが効いている間は筋力・体力ともアップするんだな！
健康についてのアンケートで重要なものがあります
それは
1年前と比べて現在の健康状態はいかがですか？
1年前より
□はるかに良い
□ややよい
□ほぼ同じ
□よくない
□はるかに悪い
この答えが「ほぼ同じ」というだけでも高齢者にとって実はすごいこと
ふつうは下り坂だからね
毎年同窓会の出席者が減るけど…私は82歳でも元気だ
ありがたいな
同窓会のお知らせ

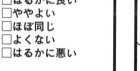

テストステロン補充で筋力＆体力アップを元気につなげる

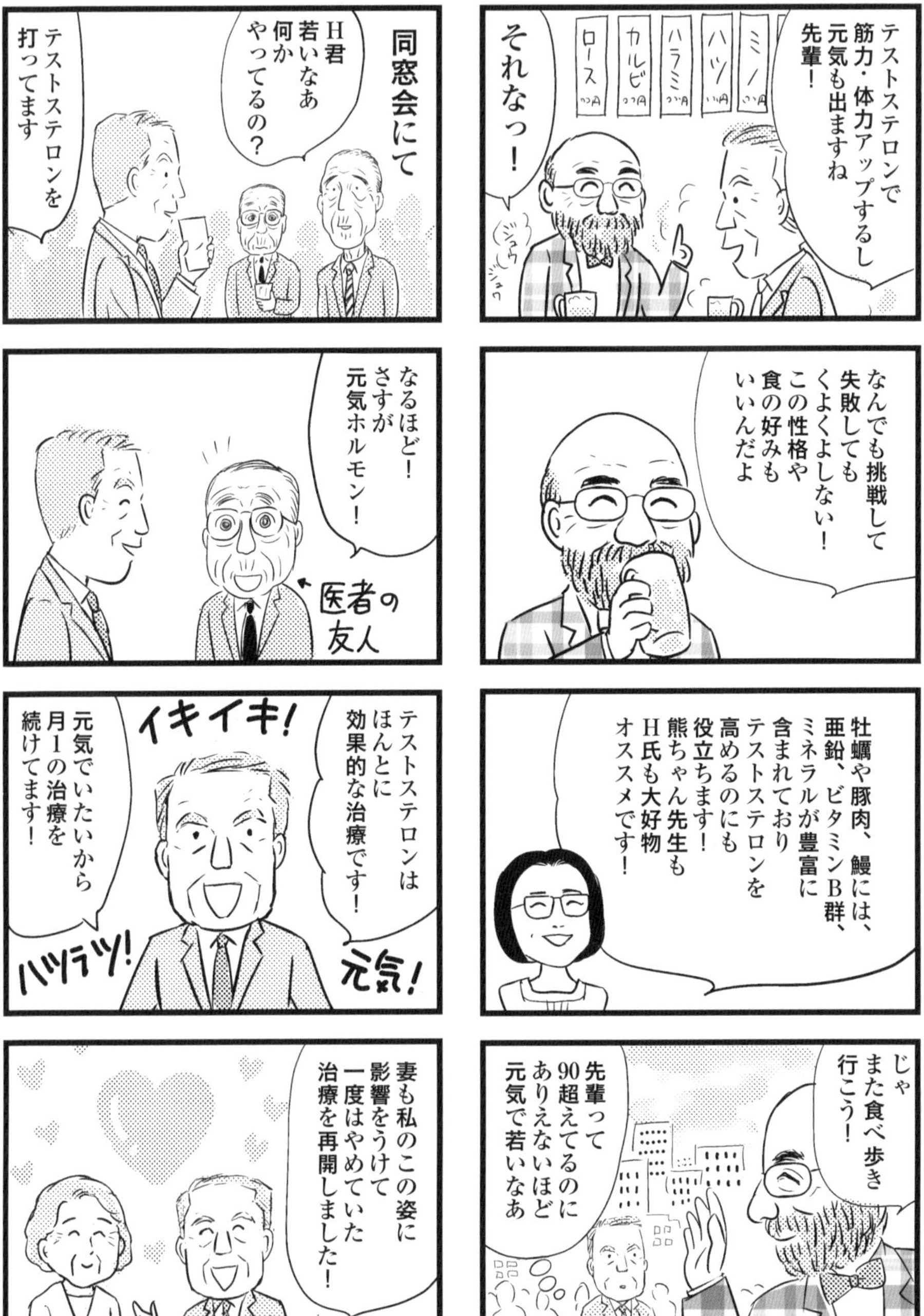
テストステロンで筋力・体力アップするし元気も出ますね先輩！
ミノ
ハツ
ハラミ
カルビ
ロース
それなっ！
ジュウ
ジュウ
なんでも挑戦して失敗してもくよくよしない！この性格や食の好みもいいんだよ
牡蠣や豚肉、鰻には、亜鉛、ミネラル、ビタミンB群、が豊富に含まれておりテストステロンを高めるのにも役立ちます！熊ちゃん先生もH氏も大好物オススメです！
じゃまた食べ歩き行こう！
先輩って90超えてるのにありえないほど元気で若いなあ
同窓会にて
H君若いなあ何かやってるの？
テストステロンを打ってます
なるほど！さすが元気ホルモン！
医者の友人
イキイキ！
テストステロンはほんとに効果的な治療です！
元気でいたいから月1の治療を続けてます！
ハツラツ！
元気！
妻も私のこの姿に影響をうけて一度はやめていた治療を再開しました！

いかがでしたか？　これらは、人生の岐路でテストステロン補充を選択した方たちのリアルなエピソードです。性ホルモンは一般的に、年を重ねると低下していきます。男性の場合、テストステロンは20代をピークに徐々にテストステロンが減少しはじめます。20代のときの値と比べると、40代では約8割、50代では約6割、60代では約5割にもなってしまいます。**女性では、50代でガクンと低下するエストロゲンにくらべ、テストステロンは、基準値は低いですが、男性とほぼ同比率でゆっくり、低下していきます。**ですから閉経後の女性で元気がなくなったとき、テストステロンチャージも選択肢の一つ。人生の第2、第3の分かれ道でのその選択が、その後の30年、40年の人生を天国か地獄に分けるといっても過言ではないでしょう。

他にも男女問わず、たくさんのよろこびの声がよせられています。

●テストステロン補充で寄せられた声ベスト6

「フェムゾーンのトラブルが解消された」

「朝立ちが戻って、男としての自信が取り戻せた」

「骨盤底筋力もあがり、尿漏れ改善」
「抗うつ剤を手離すことができた」
「睡眠の質が上がった」
「毎日が楽しくなった」

テストステロンとの付き合い方、男女年齢別の目安

ここでちょっとだけ説明しておきたいのは、**テストステロンにも、トータルテストステロンとフリーテストステロンというのがあるということ。**

睾丸（精巣）から（女性は卵巣から）テストステロンが作られると、そのほとんどがたんぱく質にくっついて血中を動いていきます。そのホルモンがトータルテストステロン（総テストステロン）と呼ばれています。

ただ、たんぱく質に結合しているテストステロンは生物学的な機能が果たせません。たんぱく質と離れた約1～2％のフリーテストステロン（遊離テストステロン）だけが、レセプター（受容体）を刺激して、細胞の核に運ばれて作用するのです

レセプターとはフリーテストステロンだけではなく、さまざまなホルモンが細胞に入るための鍵穴のようなもの。鍵と鍵穴が一致した場合に、細胞へのドアが開くのです。

海外のデータでは、加齢によって男性のトータルテストステロンとフリーテストステロンは共に下がっていきます。一方で不思議なことに日本人のトータルテストステロン

日本人男性におけるフリーテストステロン値の年齢分布

(pg/ml)

	20歳代	30歳代	40歳代	50歳代	60歳代	70歳代
n	294	287	235	169	120	38
Xbar+2SD	27.9	23.1	21.6	18.4	16.7	13.8
Xbar	16.8	14.3	13.7	12.0	10.3	8.5
Xbar-2SD	8.5	7.6	7.7	6.9	5.4	4.5

出典：日泌尿会誌、6号、2004年：751～60

各データの平均値±標準偏差

年代	テストステロン (pg/mℓ)	遊離テストステロン (pg/mℓ)	DHEA-S (μg/dℓ)	エストラジオール (pg/mℓ)	LH (mℓU/mℓ)	FSH (mℓU/mℓ)	IGF-1 (ng/mℓ)
20歳代	0.28±0.07	0.82±0.26	223.6±68.7	78.13±601.7	3.48±2.33	4.44±2.66	239.94±56.13
30歳代	0.29±0.13	0.86±0.45	176.0±70.1	106.52±103.27	6.39±8.15	5.92±7.20	184.25±60.68
40歳代	0.23±0.12	0.51±0.20	127.2±63.4	93.15±62.08	5.65±7.23	11.64±26.64	142.37±43.81
50歳代	0.23±0.06	0.63±0.25	126.9±56.8	29.10±29.92	23.53±8.47	65.50±30.03	132.41±31.09
60歳代	0.21±0.05	0.49±0.21	93.4±48.30	13.63±2.12	20.47±4.02	66.78±14.09	114.00±20.66
70歳代	0.21±0.06	0.55±0.16	70.10±31.74	14.40±1.74	21.10±6.49	64.21±26.46	87.60±18.36
80歳代	0.22±0.07	0.39±0.06	57.86±19.92	16.75±1.48	17.22±5.13	48.00±17.74	71.14±15.34

出典：日本中高年女性における男性ホルモン（テストステロン、フリーテストステロン、DHEA-S）の正常値の決定と、
日本中高年女性に対する安全で効果的なテストステロン、DHEA補充療法の確立のための基礎研究（赤枝財団報告書2021）

関口由紀1）2)、熊本悦明3)、中村綾子1）2)、増田洋子1)、南邦弘4)、阿部清孝4)、藤井美穂5)、熊本美加6)
女性医療クリニックLUNA ネクストステージ1）横浜市立大学大学院医学部泌尿器病態学講座2）札幌医科大学3）札幌東豊病院4)
カレスサッポロ 時計台記念病院5）医療ジャーナリスト6)

フリーテストロン値の年齢分布

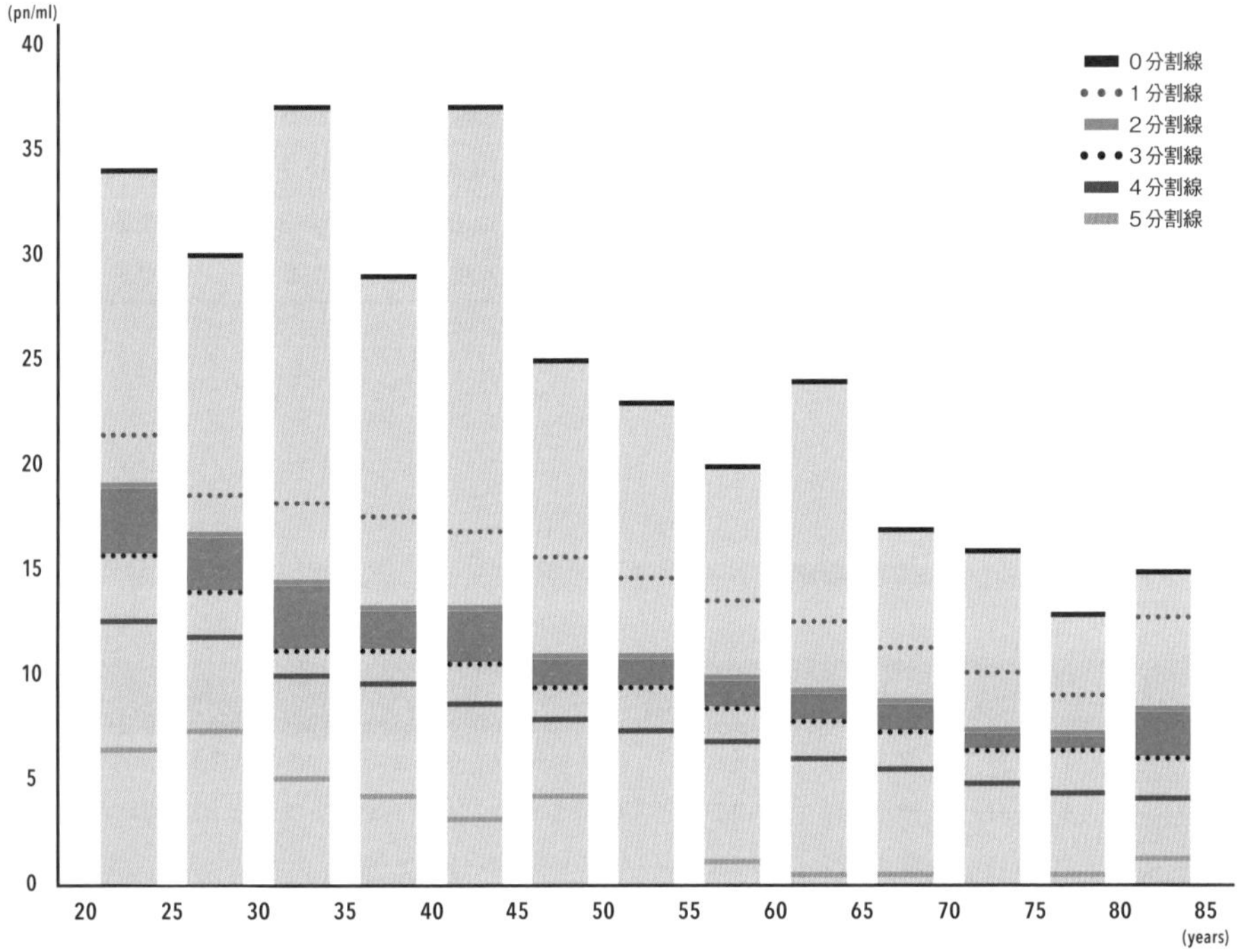
(pn/ml)
40
35
30
25
20
15
10
5
0
0分割線
1分割線
2分割線
3分割線
4分割線
5分割線
20
25
30
35
40
45
50
55
60
65
70
75
80
85
(years)

年齢	20～24歳	25～29歳	30～34歳	35～39歳	40～44歳	45～49歳	50～54歳
FT 中央値	15.5 ～17.5	14 ～16	12 ～14.5	12 ～14	11.5 ～14	11 ～12.5	10 ～12

(pm/ml)

年齢	55～59歳	60～64歳	65～69歳	70～74歳	75～79歳	80～84歳
FT 中央値	9 ～11	8.5 ～10	8 ～9	7 ～8.5	7 ～8	6.5 ～9

出典／『「男性医学の父」が教える　最強の体調管理　テストステロンがすべてを解決する！』（ダイヤモンド社）（著者・熊本悦明作成）

は下がらず、フリーテストステロンだけが欧米人より早い段階で下がっていくというデータが出ています。その違いがどこにあるのか、なぜなのかについては、いろんな議論がありますが、食生活が影響しているのではと推測されています。

ある先生は、「日本人は大豆製品をたくさん摂取しているので、大豆に含まれる女性ホルモンに似た作用をするイソフラボンを男性も体内に多く摂取するため、フリーテストステロンが下がるのでは」と言い、ある先生は「大豆には植物性たんぱく質が多いから、トータルテストステロンはキープされているのでは」と言います。またやや難しくなりますが、性ホルモン結合グロブリン（ＳＨＢＧ）というホルモンが、アジア人は加齢と共に増えるのでトータルテストステロンが下がらないのでは？　とも言われますが、これらはまだ推論の域です。

そんな中、熊ちゃん先生は臨床経験から日本人の患者さんにはフリーテストステロン値を基準に、男性更年期治療を行っていました。

ちなみに、フリーテストステロン7.5pg／mℓ以下が治療介入を行う基準値ですが、熊ちゃん先生は10pg／mℓ以下でも症状がある方は予備軍と考えて治療を検討していました。女性のテストステロン値は平均すると男性の5分の1から10分の1になります。

テストステロンは個人差が大きく、60代になっても20代に匹敵する人もいる一方で、30代にして70代並みという人もいます。また、測る時間や体調によってもバラツキがあり、測定方法や測定会社によっても数値が異なるので、数値より症状が大事です。

「テストステロンが高ければ性欲は高まるの？」「セックスに強いの？」という週刊誌

的な質問を、私も熊ちゃん先生もいつもぶつけられてきました（笑）。男性更年期障害になってしまえば、性機能とともに性的意欲も落ちていきます。しかし、**普通に過ごしている男性でいえば、男性ホルモンがそれほど高くないのに性機能が高い人はたくさんいます。**若さも関係します。そして、セックス好きが全員テストステロン値が高いかどうかも、調査データがないのでわからないです。英雄色を好むとはいいますが、ひげがうすくて、女性っぽい見た目のイケメン男性でも、性的意欲の高い男性はいます。**性的意欲には、テストステロン値だけでなく、脳内ホルモンのバランスも関与しています。**

若年男性のプレ更年期障害の治療

男性更年期障害と診断された方の治療の基本は、エンジンオイルのような役割をするテストステロンの補充です。

ベーシックなテストステロン補充・投与は、健康保険治療ではテストスロン薬剤を2週〜4週に1回、お尻や腕の筋肉に注射します。費用は1回数千円程度。軽い更年期障害であれば、2〜3ヵ月で回復が期待できます。しかし、高齢で症状が重い場合には、毎週投与が必要になるケースも。これは保険外治療になります。

ここまでテストステロンのメリットばかりをお伝えしてきましたが、テストステロン補充にも大きなデメリットがひとつあります。それは、テストステロンの長期継続は精巣を萎縮させて、自らのテストステロン分泌能力を奪う可能性です。

30代、40代で、精巣腫瘍といった疾患などで摘出した場合以外に、挙児を希望されている場合は、まずはご自身のテストステロン分泌の機能を落とさないよう生活改善指導から始め、ビタミン剤、クロミフェン（ホルモン（ＬＨ、ＦＳＨ）の分泌を促す作用を持つ）などのホルモン剤、低濃度のテストステロンクリームなどでの対応になります。

ホルモン検査でＤＨＥＡが維持されていれば性欲もキープできていますし、若い男性の場合には、精巣を刺激して自分でテストステロンを作れるようにするｈＣＧの薬剤を使用します。ｈＣＧは脳の下垂体から分泌されるＬＨ(黄体形成ホルモン)、ＦＳＨ(卵胞刺激ホルモン)を含む薬剤であり、ｈＣＧ投与により精巣がテストステロンを生成するエビデンスがあるからです。

外からテストステロンを入れる前に、自分でテストステロンを作る能力をいかに維持するかが大事。一度外から入れると精巣は「もうお役ごめん」ととっとと隠居して、小さくなっていってしまいます。そうなると二度と元には戻りません。なので、精巣にテストステロンをつくることを諦めさせない、むちとあめを与えることが大切です。

女性へのテストステロン補充療法の実際
テストステロンのスゴイ効果

テストステロン補充は、私自身がその効果を体験しているひとりです。

更年期を迎えた頃、多忙な日々で疲れやストレスがたまっていたのでしょう、更年期うつに悩まされていました。私は乳房がんサバイバーなので、女性ホルモン療法はがん再発のリスクを高めるためＮＧでした。

私のクリニックの外来では、性同一性障害で女性から男性に性別変更した「FTM(female to male)」の患者さんに、定期的にテストステロン補充を行っています。

ある時、長年テストステロン補充をして、男性ホルモンを高めることによって女性ホルモンを下げている同年代のFTMの患者さんと、医学的なホルモン療法で閉経して女性ホルモンが減り、男性ホルモンの比率が高くなっている自分の体内のホルモン環境は同じではないか、と思ったのです。その患者さんは自分の望む性に近づくためにテストステロン補充をしていましたが、筋力がつき、バイタリティーに溢れ、自己肯定感も高く、とにかくイキイキしていたのです。そこで、好奇心旺盛な私はテストステロン補充を開始してみました。

すると、それまで何年も飲んでいた抗うつ剤では改善しなかった更年期うつが、約2ヶ月で全て消失。以前から行っていた週2回の筋トレではトレーナーが驚くほど、筋肉量が増加。全身の倦怠感もなくなりました。その効果は、まさにうれしい驚きでした。

ちなみに、**女性の更年期以降の方のテストステロン補充治療では「副作用は？」とよく聞かれますが、まず心配はありません。女性の最適血中フリーテストステロン濃度は1～2pg/mℓで、男性は平均が15～20pg/mℓと考えると5分の1から10分の1程度です。そのため、男性への治療とは違い、女性の場合は男性の5～10分の1の量をベースに、個々人の状態を見て慎重に行っていきます。**

全身投与としては、注射やクリーム剤を使用しますが、現在LUNAでは、50人ほどの患者さまが、テストステロンの全身的な補充をしています。パートナーとの関係性は

成熟卵胞

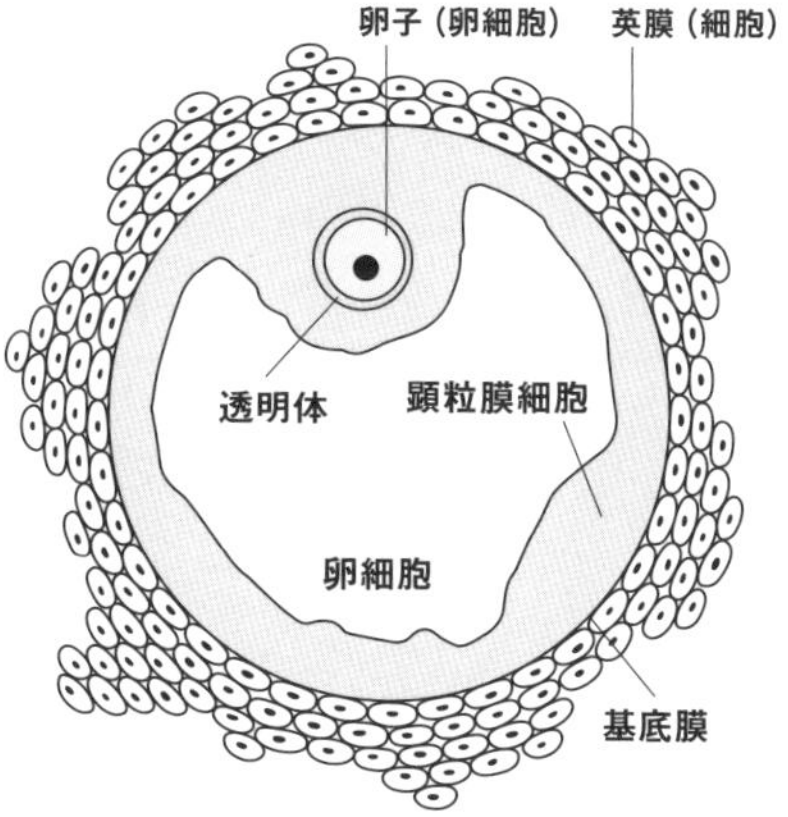
卵子（卵細胞）
英膜（細胞）
透明体
顕粒膜細胞
卵細胞
基底膜

成熟グラーフ卵胞

女性医療クリニック・LUNA の女性患者に対する男性ホルモン補充目安（2022 年）

	種類	量	頻度
注射	エナルモンデポ®	62.5mg～12.5mg	3～4週に1回
クリーム	グローミン®	0.5mm～2cm	1日～2日おき
内服	DHEA	2.5mg～5mg	毎日

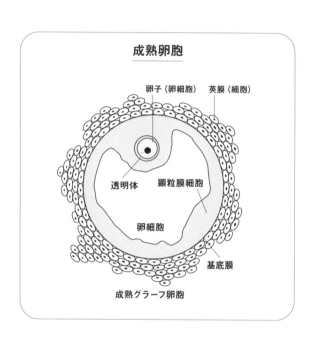

卵巣におけるステロイド生成の two-cell,two-gonadotropin theory（2細胞2ゴナドトロピン説）

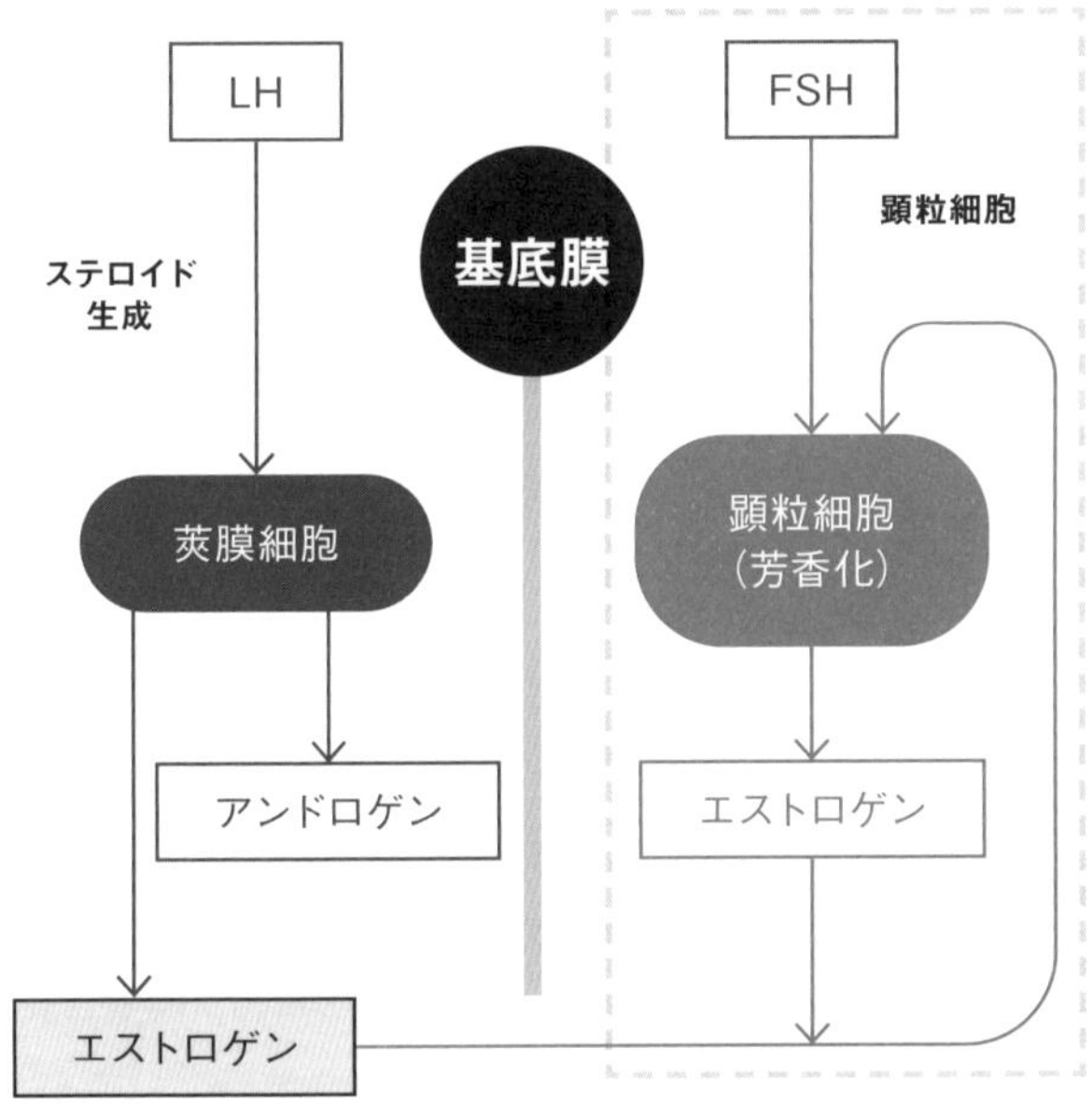

悪くないのに性欲がわかない、漢方薬やサプリメント、抗うつ剤を飲んでいるのに元気がでない、生きる意欲がわかないという患者さんがくると、まず血液検査で、フリーテストステロンを測定します。そうすると大概1pg／mℓ未満となっています。その場合は、まずエナルモンデポという注射剤を男性の2分の1の量で、1か月ごとに2~3回投与して、その後4分の1量に減量して、さらに1か月ごとに症状が改善するまで継続します。

その後は症状が改善した場合は「グローミン®」という男性ホルモンクリームの塗布や、弱男性ホルモン作用のあるドクターズサプリメントのＤＨＥＡに切り替えて経過をみます。また、尿道と腟前庭部の痛みを訴える方にも男性ホルモンクリームをフェムゾーンに局所塗布することもあります。これによりずっと訴えていたフェムゾーンの痛みは消え、痛み止め薬を卒業できた方もいらっしゃいます。

全身への注射やクリームによる、女性のテストステロン補充に関する副作用は、体毛増加、嗄声（声が異常に低くなる）、クリトリス肥大、ニキビなどですが、これらが出る場合は、注射の減量→クリームに変更→サプリメントに変更と、より軽い治療に変えていきます。不快な症状から解放されテストステロンによってやる気スイッチが入り、私の患者さんの90%が、生きる意欲がわいてきて、日々の生活が楽しいと言っています。

女性の不妊症治療にもテストステロン

実は女性の不妊治療にも、テストステロンが使われているのはご存知でしょうか。そのメカニズムを説明しましょう。

卵巣のまわりには顆粒細胞というのが存在し、この顆粒細胞が男性ホルモンを女性ホルモンに変えて、卵子を成熟させて排卵を促します。一般の不妊症の治療で、女性ホルモン補充をしても、顆粒細胞に取り入れられないケースには、そもそも女性ホルモンの原料となる男性ホルモンを補充することで、妊娠能力を復活させるという治療方法です。この治療を行う外来は、今や予約がとれないほどの人気となっているそうです。これは最先端の治療法なので、残念ながら、婦人科の医師で取り入れているところはほとんどありません。**婦人科医の中には、女性への男性ホルモン補充を、とにかく毛嫌いする人もまだまだ多いのです。**

不妊治療において排卵誘発への反応が悪い方に経皮テストステロンを投与して成熟卵獲得数や生児獲得数が増加したという報告が複数あります。ただし、テストステロンの過剰産生は排卵障害を誘発します。卵巣から男性ホルモンを過剰産生させる多嚢胞性卵巣症候群は排卵障害を起こす代表的な不妊症の原因疾患として知られています。これらのことからも、男性ホルモンは妊娠に関して重要なホルモンである事がわかります。**男性ホルモンも女性ホルモンも、ちょうど良い量が体内にあることが重要で、多すぎても少なすぎても健康を害するのです。私のように乳がんサバイバーで女性ホルモン補**

充療法ができない方でも適切なテストステロン補充で更年期うつが改善し、元気溌剌になった方が多数いらっしゃいます。

GSM治療にもテストステロン

GSMとは2014年に誕生した新しい医療概念です。閉経によって外陰部や膣が、乾燥したり萎縮したりすることで起きる不快な症状をまとめた病名で、**「Genito《ジェニト》urinary《ユアナリー》syndrome《シンドローム》of《オブ》menopause《メノポーズ》」（閉経関連尿路生殖器症候群）、略して「GSM《ジーエスエム》」。**

なんと**50代以降の女性の2人に1人が、このGSMという病気を抱えている**と言われています。**「膣がかゆくてたまらない」、「尿漏れが怖くて出かけられない」、「痛いからセックスが楽しめなくなった」**といった悩みをずっと抱えていれば、毎日を心の底から楽しめなくなってしまうのは当然でしょう。QOLは、「人生（生活）の質」という意味ですが、**多くの中高年女性がGSMによって「人生や生活を楽しむこと」ができないのだとしたら、まさに由々しき問題です。**

世界的に注目されつつある中高年以降の女性の病気、「GSM」の主な症状は以下の3つ。

- **女性器の不快感（ムズムズ・かゆみ・痛み）**
- **尿のトラブル（頻尿・尿漏れ・再発性膀胱炎）**

●セックスのトラブル（痛みや出血とその結果の性欲低下）

予防はまずフェムゾーンの保湿と骨盤底筋トレーニングによる骨盤底の血流増加です。**治療は局所へのオイルでの女性ホルモン補充療法がメインですが、効果のない場合は、テストステロンクリームの局所投与を行っています。さらにホルモン療法が無効の場合は、フラクショナル炭酸ガスレーザーやエルビウムヤグレーザーなどのレーザー治療の適応になります。**

なお全身の女性ホルモン療法も、GSMによる症状の改善に効果がありますが、全身の女性ホルモン投与は、乳がんや子宮がん、血栓症などの既往がある女性には処方できませんし、65歳を超えた女性には、血栓などの動脈硬化のリスクがあがる可能性があるため開始しない傾向になっています。

90歳まで元気に生きる日本の女性のGSM診療は、現在のところ健康保険内の治療では不十分で、自由診療をする必要がある場合が多いのが現状です。

女性医療クリニックLUNAでは、血流を増加させるための専門家による骨盤底リハビリテーションや、ピフィラティスなどの運動療法指導を受けたり、モナリザタッチ®（フラクショナル炭酸ガスレーザー）やインティマ®（エルビウムYAGレーザーのスムースモード）等の腟・外陰照射などの治療法を行っています。全国的に見渡すと、専門家による骨盤底リハビリテーションの指導は、1回3000円～2万円、レーザー治療は1回10万円～25万円くらいです。どの治療も2～4回くらい繰り返すほうが効果的です。

定期的なセックスのない場合の治療

膣だけに限らず、筋肉や脳もそうですが、使わない部位は劣化していきます。定期的なセックスがないという方には、ダイレーターやバイブレーターなどを使用したマスターベーションを推奨しています。もし乾燥や痛みが気になる場合は、潤滑剤や潤滑ゼリーをたっぷり使用してください。

他には、フェムゾーンに「美容成分」の入った保湿剤を塗る方法もあります。現在この「美容成分」に関しては開発ラッシュが続いています。私のクリニックでは、エストラジオール入りのセサミオイルと女性ホルモン様抗酸化物質入り美容液を混ぜて塗るケア法をおすすめし、同時に理学療法士による骨盤底リハビリテーションを指導します。それらでも効果がない場合には、先程ご紹介したテストステロン補充を検討します。

生きる意欲や性欲が減退したと感じたら、思い切ってテストステロン補充を試してみましょう。イキイキとした人生が戻ってくること請け合いです。

抗うつ薬より副作用は少ないテストステロン補充療法

繰り返しになりますが、熊ちゃん先生が診療していた男性外来には、「何年も心療内科でもらった薬を飲んでいるのだけれども、いっこうによくならない」という患者さんがかなり訪れていました。

抗うつ剤や精神安定剤には**男性ホルモンを抑制するプロラクチンというホルモンの**

濃度を高くする作用があります。もともとテストステロンの低下でうつ症状が出てきているのに、抗うつ剤でテストステロンをますます弱めるという悪循環で、かえってうつ症状を悪化させてしまうことがあります。

原因がテストステロン低下の場合は、必要なのはそのような薬ではなく、テストステロンの補充です。実際、抗うつ剤の効果が少ない患者さんに対しては、抗うつ剤の服用からテストステロン投与に切り替えると、みなさんお元気になり、「長く苦しんでいたのがウソのよう！」と、ご本人や家族にびっくりされることがよくあったと、熊ちゃん先生が嬉しそうに私にも話してくれました。

しかし、注意しなければならないことがあります。抗うつ剤を長く服用している方の場合、急に中断することはできません。少しずつ量を減らしていく必要があります。テストステロン補充だけに切り替えるにはかなり時間がかかります。効果の少ない抗うつ剤の長期投与は慎む必要があるでしょう。

私自身の経験を語りますが、閉経後にうつに悩まされていて、「死にたい」と思う程追い込まれていた時期がありました。乳がんサバイバーですから、42歳で薬によって生理を止めました。これは医学的閉経と言います。通常の更年期障害は、閉経前後の5年間の更年期に、女性ホルモンが不規則にアップダウンしながら低下していくことでおこる自律神経失調症と神経精神症状のことです。けれども、医学的に閉経を迎えた私の更年期障害は1か月程度でした。しかし、その後ヒタヒタと、気分の落ち込みに苛まれるようになったのです。

もちろんさまざまな抗うつ剤を試しました。それで気分の底上げはできますので、なんとか日常生活をやり過ごしていましたが、楽しく生きることはできませんでした。それで前述のように思い切って「テストステロン補充」を始めたわけです！　今思うと大きな転機でした。

すると、その後数カ月でうつは消え去り、生きる力がみなぎってきました。そのよろこびは忘れられません。やる気が湧いてきたので、テストステロン補充の効果を高めるために、定期的に運動するようになりました。そして、よく遊びに出かけるようになり、嫌なことはなるべく避けるようにしたことで、**自分自身の力でテストステロンを維持できるようになり、外から補充するテストステロン量がどんどん減った**のは、前述のとおりです。

まずはフリーテストステロンを測るべし

ホルモン値をチェックしたいと思ったらどうしたらいいのでしょうか？

男性の場合

メンズヘルス外来などを訪れて、担当医に「男性ホルモン（フリーテストステロン）値を測ってほしい」と言えば、多くの場合は血液を採取し検査する運びとなります。

男性ホルモン値測定に加え、仕事や生活の様子や心身の状態に関する質問用紙への書き込みなどを経て、さらに詳しい「健康状態」に関する問診があります。男性ホルモン値が標準より低めでも、何の問題もなく元気に過ごしている方もいれば、男性ホルモン値は高いのに、困った状態にある人も少なくありません。高いか低いか、症状の強さなどは、人によって違います。

「男性ホルモン値が高いと前立腺がんになりやすい」という説もありますが、必要以上に怖がることはありません。不安だという声に応えてでしょうか、男性ホルモン値の検査を行なうときに、前立腺がんの兆候を調べる「PSA検査」を同時に行なっている病院もあります。その結果、問題が見つかればそちらをまず治療したほうがいいでしょう。

1～2週間後に測定結果が出るので、あらためてクリニックを訪れて医師の説明を受けてください。まれに「数字だけ教えてくれればいい」という人もいますが、それでは意味がありません。自分の状態を知り、必要があれば早めに対策を取るためにも、必ず詳しい説明を聞きましょう。

幸いなことに今は健康だった場合も、どういうことに気をつけるか、危険な兆候はどう見つけるかなど、有意義な情報がたくさん得られるはずです。医師があまり話してくれなかったら、どんどん尋ねてください。

クリニックによっては、唾液で測定する方法をとっているところもあります。注射が嫌いな人にはいいかもしれませんが、血液検査と唾液検査の数値が大きく違う人もいるので、一度は血液検査を受けたほうが良いでしょう。

メンズヘルス外来に限らず、どこの病院でもたとえば内科などでも、「測ってほしい」と言えば対応は可能なはずですが、男性ホルモンに対する知識が十分にあるとは限りま

※クリニックによっては、唾液で測定する方法をとっているところもあります。注射が嫌いな人にはいいかもしれませんが、私はあまりお勧めはしません。正確に測定できるのは、やはり血液検査だと感じています。
※検査費用は、フリーテストステロン１種類だけなら1500円～3000円程度。検査ホルモン項目を増やしていくと5000円～２万円程度になります。

せん。テストステロン値を評価できない可能性が高いので、「メンズヘルス」や「男性更年期」を看板に掲げている病院がオススメです、そこなら話は早いです。

女性の場合

更年期外来や婦人科、泌尿器科を訪れ、まずエストラジオール（E２）とFSH（卵胞刺激ホルモン）を測ります。更年期前は、１００pg／mℓ前後あるエストラジオール（E２）ですが、閉経後は、20pg／mℓ以下になります。しかし閉経後は10～20pg／mℓくらいあれば充分です。問題は測定限界値以下の５pg／mℓ未満の場合です。この場合は、可能ならばまずは女性ホルモン補充をおすすめします。しかし前述の私のように乳がんがあったり、血栓症があり、動脈硬化がすすんだ状態だと全身の女性ホルモン補充はできません。

　そんな時は、漢方やサプリメント、抗うつ剤などをまず試してみましょう。それでも元気になれない時は、ぜひ主治医にフリーテストステロンを測ってもらってください。そして１pg／mℓ未満ならば、まず※前述のテストステロンクリーム「グローミン®」を１日0.5～１㎝、首筋やフェムゾーンに塗ってみてください（※女性クリニックLUNAでは、グローミン®の半分の量のテストステロンとヒノキチオールをセサミオイルと混ぜたオイルを院内で調整し処方しています。こちらは性欲や生きる意欲を改善すると共に膣の乾燥や萎縮をやわらげる効果と抗菌作用があります）。

費用は1万円程度から。健康保険が適用されるケースもある

気になる費用ですが、検査費用自体は、自由診療でも5千円〜1万円程度です。そこに初診料や診察料が加わると、病院によって違います。安いところだと1万円程度から2〜3万円、あるいはもっと高額な病院もありますが、料理や洋服と同じで、安さを求めるか何らかの付加価値を求めるかは個人の判断です。ただ、どんな分野でも同じですが、プラス面だけを強調してリスクにまったく触れていないところは、ちょっと注意したほうがいいでしょう。

検査の結果、男性の場合、フリーテストステロン値が下がっていると判断したら、多くの場合は2週間に1度、注射によって男性ホルモンの補充療法を行ないます。下がり方が極端な場合は、毎週行なうなど、ペースを上げることもありますが、**たくさん打てばいいというものではありません。私たち医師は、その人の状態を総合的に見ながら適切な量を判断します。**

そういえば熊ちゃん先生は常々、「人間ドックの検査項目にテストステロン値を測らないなんて、時代遅れじゃないか」と主張していましたが、なかなか人間ドックでのテストステロン測定は、実現しません。血圧や血糖値や中性脂肪などと同じように、テストステロン値も年齢によってどう変遷したかを知ることが大切です。人間ドックの検査項目に入れれば、多くの人が早めに異変に気付くことができ、更年期との付き合い方を考えるきっかけになるはず。中高年以降の男女が元気よく働けるかどうかは、日本の国力、

すなわち日本の未来に関わる問題です。しかし、まだまだ道のりは遠いですね。

自由診療が高いと思うか、死ぬまで元気でいられるなら安いと思うかは、個人の価値観になります。**1ヵ月に1回は1万円程度出費してメンテナンスする。そういうかかりつけ医とのつきあい方が長寿社会のスタンダードになってくると思います。テストステロン値の維持は、50歳以上の男女がいきいきと生きるためのキーワードになるでしょう。**

かかりつけ医のみつけかた

これは更年期にかかわらずよく聞かれる質問です。お付き合いするパートナーを見つけるのと同じようなものと考えてください。見た目だけではなく中身が大事！　ホームページなどを見て良さそうと思ったら、実際医師に会ってみること。そこで、人柄や知識量、経験値、相性を判断し、ご自分が納得できず、信頼できなければ次に行くべきです。

私は、長年女性医療に携わってきた経験で、初診でも15分あれば問診で更年期障害かそうでないかの判断はつきます。しかし、更年期障害の症状は多種多様なので、どの症状に一番困っているか、どの症状から治したいかを相談して決めていくことになります。

検査後診断が確定したのち、現状をお伝えして、治療の選択肢をいくつかご提示しますが、最終的には患者さんご自身の決断を優先します。また症状が改善しにくいと予想されるケースについては、最初にはっきりお伝えすることもあります。患者さんの微妙な表情をとらえながら説明方法を変えますが、当然私と合わない方もいらっしゃいます。

医者と患者には、相性があるのです。日本の医療制度の良いところは、患者が自由に医師を選べるということなので、自分に合わないなと思ったら3件くらいはクリニックを受診したほうがよいとお勧めしています。

さらに常に最新医療情報は変化しますので、その先生に言われたからずっと継続ではなく、気になることはご自身で情報をアップデートし、信頼できる医師と繋がっていってほしいと思います。自分を守るのは、まず自分であると心得る。病院や医者任せにするのではなく、自分で情報を集め、体調の異変をメモしておく。そんなちょっとした工夫が、外来で医師から適切な診断を受け、効果的な治療を受けることに繋がります。

テストステロンは、男女のシモ問題を解決

テストステロン補充で、男女とも性欲アップ、男性は朝立ち回復、女性はオーガズムが回復します。しかしそれだけではありません。テストステロン補充には、うつ改善、認知機能キープ、筋力アップ、骨粗しょう症予防の効果もあるのです。

健康寿命とは、介護者の助けを受けながらも、自分の身の回りのことは自分でできる年齢のこと。日々生きがいを感じながら、明るく、周囲の人と交流しながら、自分の足で歩き、痛みをコントロールしながら家事を行うことができる期間が、健康寿命なのです。そのためには必要なのが、このうつ改善、認知機能キープ、筋力アップ、骨粗しょう症予防です。テストステロンは、健康寿命を伸ばす、究極のアンチエイジングホルモンと言えます。目指すのは、健康寿命と平均寿命を同じにすることです。

テストステロンで人生をバラ色に

「ただ長生きしてもしょうがない。死ぬまで元気でいるためのテストステロン補充です。自分の元気のためはもちろん、周りに迷惑をかけないために私は打っています」これは熊ちゃん先生の口癖。患者さんにそう説明しながら自らも70代から生涯テストステロンを打ち続けたのです。

結果、漫画にもあるように最後まで認知機能テストは満点で合格。生活習慣病も特になく、自宅の小田原から月2回、ひとり新幹線に乗り東京の外来で現役医師として患者を診ておられました。その途中で横浜の私のクリニックに立ち寄り、研究の打ち合わせをしました。まさにテストステロンの福音の実証例n＝1。

私のクリニックが経営していたヘアサロンで、髪の毛とひげをカットして、キリっとして東京のご自分のクリニックへお出かけになることもありました。90歳を過ぎても、時々ご飯をごちそうしてくれて、自分のクレジットカードで支払ってくださいました。

男女、上司部下、先輩後輩であっても割り勘が当たり前の今日この頃ですが、古いと言われるかもしれませんが、とてもかっこ良いと感じたものです。しかし、散歩中の転倒で右手親指骨折から一転。手術→入院→フレイル加速→最後の転倒が契機となった硬膜下血腫で帰らぬ人となってしまいました。倒れて意識不明になる前夜まで、娘さんで医療ジャーナリストの美加さんと普通に次回の本の打ち合わせをしていたそうです。テストステロンパワーで駆け抜けた人生だったと言えます。

焼き場でお骨を見た係の方から「とても92歳とは思えません」と言われるほどしっかりした骨だったそうです。骨も脳も70代からのテストステロン補充療法の効果が現れていたと、身近で接していた私も実感しています。

3章

性ホルモンで乗り越える男と女の更年期

テストステロン下げない生活とは？

性欲があってもなくても正常⁉

男性に関して言えば、1日に1、2回エッチな妄想があるのが正常です。男性は女性と比べるとテストステロン量が4~10倍は高いですから、ムラムラするのは当たり前。

一方、日本女性のほとんどは、性欲は年を重ねれば減るものだと考えている人が多いようです。それに、女性の性欲がわかないことはほとんど問題視されません。

また、海外での事情はずいぶん違います。欧米においては、中高年になっても、セックスは男女の関係を築く上での重要な要素なので、「セックスがしたくない」、「したくてもできない」ことは、離婚の原因にもなる大問題です。事実、**アメリカでは、健康であれば60歳代で85%、80歳でも50%のカップルがセックスをしています。**一方、日本の夫婦の約5割はセックスレスです(「ジャパンセックスサーベイ2020」の調査で、日本の夫婦の51・9%はセックスレスと報告されています)。結婚している、していないに関わらず、たとえば65歳のスペイン女性の80%はセックスをしていますが、65歳の日本女性は15%しかセックスをしていません。

女性の場合、特に性欲の減少には、生活環境やメンタル面がかなり影響します。50代前後で閉経を迎えた女性の中には、女性ホルモン低下による性欲減退や性交痛といった身体的な問題が増えるだけでなく、パートナーとの関係性から精神的にも性交をしたくなくなる方が多くいらっしゃいます。さらに、性生活が夫婦やパートナーと大切な絆と考えない方も増えているようです。

ですが、「セックスしなくてもいい」と思っていれば、性欲は減少するばかり。**実は、性欲の減少は、健康問題にも直結しています。**人は心も身体も使わないと機能が衰えていきます。医学的には廃用性萎縮といいます。セックスしなければ男性のＥＤ、女性の腟萎縮（ＧＳＭ）につながっていきます。セックスするパートナーがいない場合は、セルフプレジャー（マスターベーション）して性機能を維持したほうがよいでしょう。私が更年期女性を外来で診療していても、セクシャル・アクションを続けている方のほうが、明らかに見た目もメンタルも若々しい印象です。

使わない機能は衰えていく

廃用性症候群は、脳、筋肉、そして男性器、女性器を含めた全身の問題なのです。軽く考えていると、後悔することになりかねません。

セックスにより快楽ホルモンであるドーパミンがでるだけではなく、セクシャルなスキンシップ、親しい人とのハグやマッサージなどのボディタッチにより、幸せホルモンであるセロトニンやオキシトシンの分泌が活性化し、そこから得られるハッピー気分は免疫力をアップさせてくれます。

コロナに限らず、パンデミックが起きると、テストステロンの少ない女性に関しては、性的意欲興奮障害が起きることが知られています。**性的意欲興奮障害とは、「イベントに関係なく自発的な性的意欲の常体的な消失。または減少。性的意欲がわかないと、意識的に性行為を避けるようになる。さらに性行為の際に、性的興奮意欲を維持する**

ことができず、日常生活の中に性的な考えや妄想が起こることがない」といった状態のこと。

ただし、これはアメリカの定義。先程も言いましたが、日本では問題視されていません。「日本人夫婦はほとんどセックスレスなのに、欧米はお盛ん」という話はいつも耳にしている定説かと思います。実際データでもその通りです。

90歳まで生きるのが普通になった日本女性の生活の質は、70歳後半から急速に低下してしまいます。世界一長寿なのに、多くの女性が足腰やひざの痛みのために動けなくなり、人生を楽しむことができなくなってしまうのです。セックスをしている人は、QOLが高いというデータもあり、セックスを軽視することはできません。

ちなみに男性は、生物学的にも経済的にも、自立した生活が送れない状態になると死んでしまうことが多いので、女性ほど健康寿命と実際の寿命の乖離は大きくありません。

この、**日本女性の「健康寿命」と「実寿命」の大きな開きをなくすための要素が、セクシュアリティだ、と私は思っています。そこでもテストステロンが重要な鍵を握っているのです。**

性的意欲と生きる意欲は相関する

性的意欲は、なにもセックスだけを指すわけではありません。性的意欲とは、自分が親密になりたいと感じる相手に、自分を求めてもらいたいと思う気持ちのこと。相手が異性だろうが同性だろうが関係ありません。好意を抱いた相手にどう見られるかを気にして身ぎれいにしようとする行為は、多少なりとも努力が必要で、それが自分のセクシャリティを磨くスイッチになると思います。この**自分のセクシャリティを磨くための努力こそ、日本人が人生の最後まで、自立した生活を楽しむために必要なことだと思うのです。**

現在の50歳〜70歳の日本人は、自分の幸福度に関して敏感です。自分一人の時間も、同性同士でも、異性の友達とも、性的パートナーとも大いに楽しみたいと考えているはずです。昔ならば「欲張り」と呼ばれたような日本人が、今後はもっと増加してくると私は予想しています。欲張り上等！　これからの日本人は自ら、幸せな人生を手に入れるためのアクションを、もっと積極的に起こすべきです。

女性の場合、セックスパートナーから性的刺激を受けたにも関わらず、性的妄想や興奮が起こらない人がいます。これは性的意欲興奮障害です。欧米では、この性的意欲興奮障害の治療が、女性性機能障害のメインの治療対象になっています。しかし日本での女性性機能障害の治療はまだ性交疼痛症の治療が主になっています。さらに日本では女性性機能障害を積極的に治療する施設は少ないのが現状です。

50代になって女性ホルモンが減少しGSMによる性交痛があるのに、無理にセックスして性的意欲が低下し、セックスを避けるようになり、その結果がテストステロンまでもが減少し、**性欲だけでなく生きる気力さえ失われる。いわゆるフレイルに陥ってしまう女性**もいます。

一方で、体内のテストステロン比率が高まることで、性欲が強くなり、50歳以降に性

更年期女性の負のスパイラル

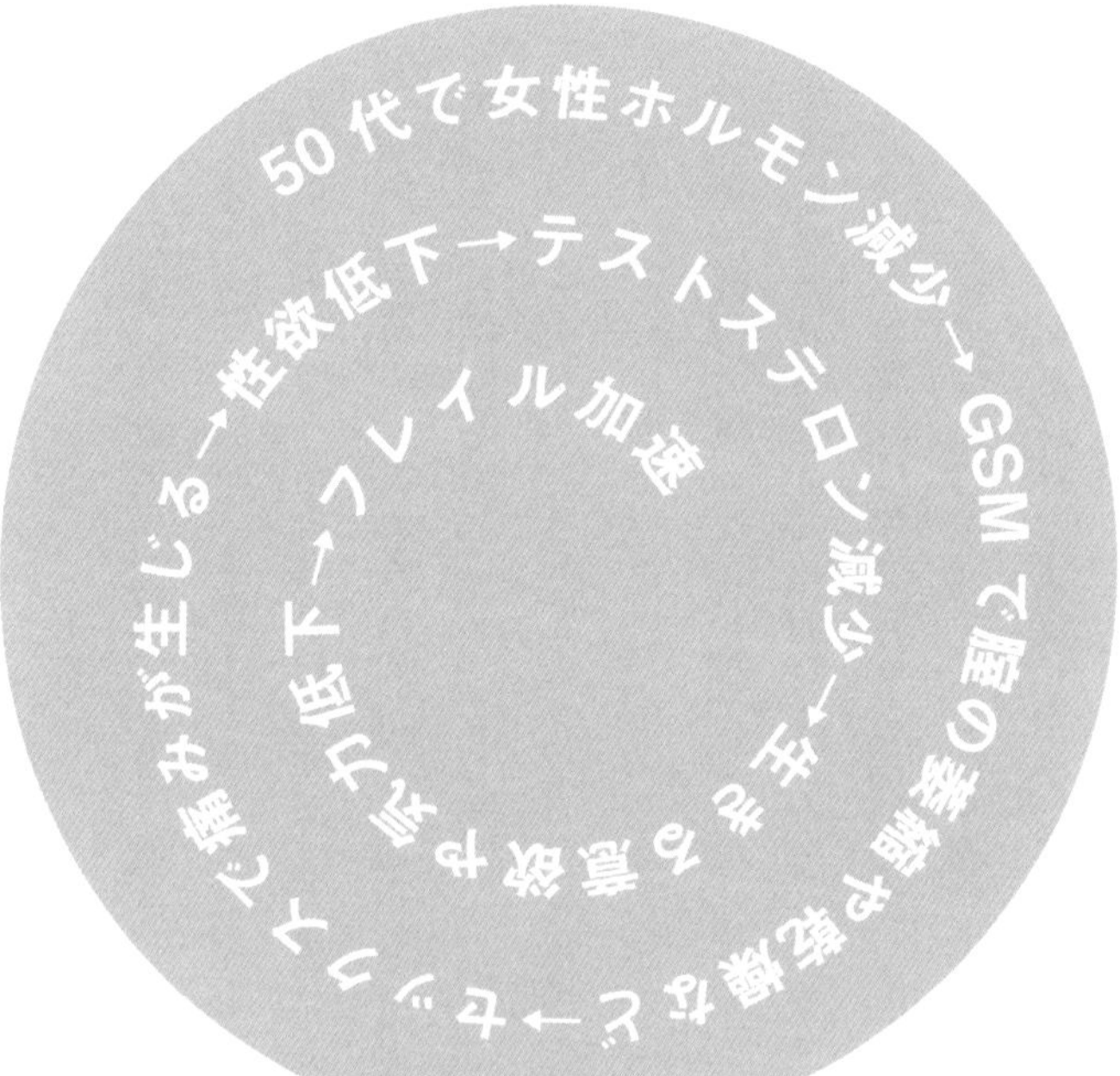
50代で女性ホルモン減少→GSMで膣の萎縮や乾燥など→セックスで痛みが生じる→性欲低下→テストステロン減少→生きる意欲も筋力低下→フレイル加速

体験を重ねる人もいます。閉経後、自分の意見をしっかり持つようになり、さらにその意見をはっきり言うようになる人が増えてくるのも、体内で女性ホルモンより男性ホルモンの比率が高くなったからにほかなりません。このように、体の中の性ホルモンの働きでもたらされる影響はさまざま。つまり**GSMの改善にも、高齢者の生活の質の向上にも、性ホルモンの働きは重要なのです。男性ホルモン&女性ホルモンを医学的治療でコントロールすることで、様々な悩みが解決できることは、最近になってエビデンスが多数集まってきています。**

人生の幸せは自分で好きなように決める

衣食住に困らず、自分の身の回りのことを自分でして、周囲の人とコミュニケーションをとりながら、少しは自分の好きなことを毎日できる。これが満足のいく人生だと私は考えます。お金ではなく、自分の希望する暮らし。毎日、上機嫌でいられるのが理想です。そのためには、健康でなければいけません。

人間におけるテストステロン補充は、植物が元気でいるよう植木鉢にハイドロ活力剤を定期的に差し込むようなもの！　足りないものは適時チャージするというスタイルが、長寿時代の日本の常識になっていくでしょう。チャージの方法は年齢や症状に合わせて、専門家のサポートで安全に行えば、問題はありません。

「日本性科学会セクシュアリティ研究会」の調査によると、日本では、中高年のセックスレスが進んでいます。40代、50代の夫婦間のセックスレスは、10年間で約2倍に増えているのです。理由は、妻が夫の要求を拒否できるようになったからと分析されています。つまり日本はようやく、女性がセックスを拒否できる時代になったということです。

一方で同じ調査で、対象者を交際相手のいる独身者に限ると、月1回以上セックスをしているカップルが6割以上となりました。また、夫婦間セックスレスと半比例して、パートナー以外とのセックスも増えています。性欲がないわけではない人も少なからずいることが伺えます。

自分勝手で楽しくないセックスをする夫の要求を拒否できなかった女性が、自分の気持ちに従って拒否できるようになったのは、喜ぶべき大きな変化。日本女性も少しずつ受け身のセックスではなく、自分から求めたり、拒んだり、意思表示ができるようになってきたというひとつの表れかもしれません。

しかし医学的なエビデンスはまだないものの、前述のように**長年、中高年女性を診てきた泌尿器科医の私の印象では、セックスを継続的に行っている人は、行っていない人に比べて、溌溂としていて若々しい印象があるのも事実です。**

セックスレスの要因はいろいろありますが、ひとつは50代前後で閉経を迎えた女性の多くに前述のように女性ホルモン低下による性交痛や性交後出血、セックス後の再発性膀胱炎等のＧＳＭの病状が発生するという身体的な問題があります。さらに加えて、嫌々セックスしていると、当たり前ですが、性的意欲はどんどん落ちていくという精神的問題があります。加えて以前からセックスが楽しいと思えなかったが、夫の欲望に答えるために〝お勧め〟をしていた。閉経したら〝お勧め〟は、卒業させてほしいという女性もまだ日本では多いのです。一方、閉経前からセックスを楽しみにしており、閉経してからは、ますます性欲がアップしているという女性も確かに存在します。この違いは、血中のテストステロン値の違いも大きいですが、自分のセクシュアリティに真剣に向き合い、どのような人とどのようなセックスをすると自分が楽しいかを模索し、その楽しいセックスをセックスパートナーに、真摯に伝えてきたのか？というコミュニケーションの問題も横たわっています。

いくつになっても、したいと思えばセックスができるフェムゾーンを維持し、テストステロン補充を行って、パートナーとの正直なコミュニケーションによって生きるよろこびの源泉でもある性欲を維持することは、女性が健康と若さを保つうえで、とても大切です。男性もテストステロン補充と、パートナーとの正直なコミュニケーションによって、生きるよろこびの源泉でもある性欲を維持することは同じですが、局所のケア、つまりＥＤにならないためには、日々の努力が女性より大切です。

具体的には、パートナーがいてもいなくても定期的なマスターベーションをおすすめします。加齢とともに腟内での射精がしにくくなってくる男性が多くなってきますが、それはあまり気にしなくても大丈夫です！　妊娠を希望しない女性達にとっては、男性の射精はそれほど重要なことではありません。射精しにくくなったのを理由に、セックスを卒業するのではなく、女性の反応をみて視覚的に興奮したり、ペニス以外の皮膚刺激による快感を追求したり、セックスパートナーといっしょにトランス状態

（変性意識状態ともいう）に入る練習をしたりと、できることはたくさんあります。あきらめずにがんばりましょう。

そして性欲がわがない、やる気が出ない。生きる意欲がわかない。イライラする。眠れない等の自覚症状がでたら、一歩踏み出して、まずテストステロンを測定し、低下していればテストステロン補充を試してみましょう。テストステロンで背中をポンと押され、生きる意欲を取り戻す道を踏み出せば、人生後半のプラスサイクルが動き出します。

オンラインの世界でテストステロンは低下する!?

コロナであきらかに男性更年期は増えています。テストステロンを低下させる要素が多すぎる環境にあるからです。引きこもり、リモートワークで、運動不足、刺激不足では男性更年期まっしぐらでしょう。対話して笑うことがないとドーパミンが出ません。テストステロンにはストレスが敵なので、「ストレスから解放されて笑うこと」をどんどん増やすべきです。

世界的な論文でもコロナ禍で外出制限で運動量と食事量が低下し、フレイルが進行していることが明らかになっています。歩行と排尿機能とは相関性が高いです。歩けない人は尿漏れ、頻尿が起こりやすい。尿漏れ、頻尿が起こると、メンタルが弱くなり、気分が落ち込み、ますます動かなくなる。コロナ禍での尿漏れ状況は悪化の一途。夜間頻尿と性的意欲低下も相関しているという報告もあります。この負のスパイラルにテストステロン低下も比例しているのは当然のこと。

人混みを避けて、家族や友人と、週2～3回、30～40分と散歩しましょう。ちょっと脈拍や呼吸数がアップするくらいの大股・速歩がおすすめです。

歩行により骨からオステオカルシン（骨を形成する細胞「骨芽細胞」が産生するホルモン）が分泌され、これが脳の視床下部・下垂体系を刺激し、精巣・卵巣や副腎を刺激してテストステロンがアップするとともに、リズム運動による刺激で脳内のセロトニンの分泌も刺激されますので、抑うつ予防や意欲改善には、運動が最適なのです。

コロナ禍は、女性の性機能の低下にも大きく影響を与えました。性的意欲や性的興奮の低下がデータで如実に現れました。不安定なパンデミックの時期に、子供を作りたくないと思うのは女性としては、当たり前かもしれません。

そんな中、男性はコロナ禍でもEDが増加していないというデータがありました。特にコロナ禍でも収入の多い男性達はEDにならないというデータも見つけました。つまり収入が多い、仕事熱心な、多分比較的テストステロンが高い男性群は、コロナ禍で自宅でテレワークすることが多くなり、マスターベーションをする時間やパートナーとセックスする時間が多くなったため、男性の性機能は悪くなるどころか良くなっている可能性があるのです。それぞれのご家庭の環境によりますが、妊活中のカップルであれば、自然妊娠につながる時間と、こころのゆとりが増えたのはよろこばしいことだったのではないでしょうか？　一方子育て真っ最中の女性達は、旦那さんが家にずっといたために、食事や家事などがさらに忙しくなったことでストレスが膨らんだという意見もあります。女性の場合は、出産前か出産後かによって、パートナーが家にいることの意味は、かなり違うようです。ちなみに50歳以上の生活にゆとりが出てきた世代では、性的意欲が上がるグループと下がるグループと二極化したという興味深い調査結果がありました。

認知症とテストステロン

もっと怖いのは、テストステロンが減ってくると、脳の機能が低下すること。これにもエビデンスが出ていますが、要は「認知症」になりやすいのです。

こんなデータがあります。高齢者がどれだけ自立して生活をしているかを測る、ADL（日常生活動作）という指数があるのですが、**男性の場合、ADLが高く、食事も、着替えも、お風呂も、自分ひとりでできるような人は、テストステロン値が高い**という結果が出たのです。逆に、ADLが低く、ベッドに寝たきりだったりする人は、明らかにテストステロンが減少していました。

また、物忘れ外来通院中の男性患者52名への調査では、開始時のMMSEスコア（認知症の診断用のチェック）を追跡したところ、フリーテストステロン濃度が下位1／3の群では2年目および3年目にMMSEの有意な低下がみられました。逆に、上位の群では薬物療法をしなくても3年目までは有意な認知機能低下がみられなかったのです。

つまり、テストステロン値が、認知機能に関係していると示唆されたことになります。

また、**テストステロンが減ってくると、記憶力も下がる**ことがすでにわかっています。

脳の中で記憶・認知をつかさどっているのは、「海馬」という部位なのですが、海馬を

物忘れ外来での男性患者の血清遊離テストステロン濃度と認知機能の関係性

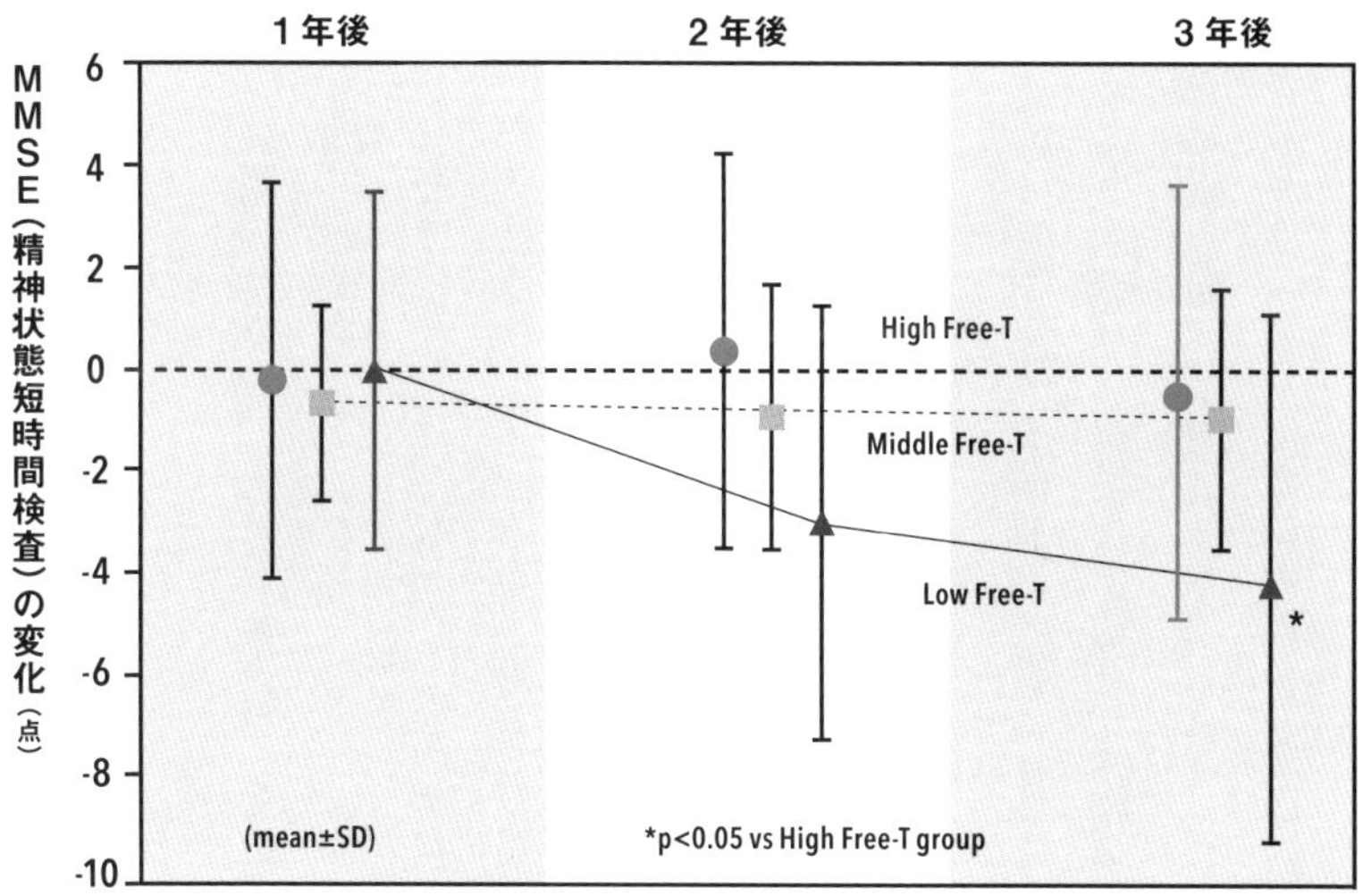

物忘れ外来男性患者の血清遊離テストステロン濃度と認知機能（Mini Mental State Examination,MMSE）の変化より引用

Nagai K et al: Relationship between testosterone and cognitive function in elderly men with dementia

働かせるためには、「アセチルコリン」という神経伝達物質が必要となります。

そのアセチルコリンとテストステロンは、とても相関性が高く、テストステロンが高いと、アセチルコリンも高くなり、テストステロンが低いと、アセチルコリンも低くなるのです。

実際、実験用のマウスにテストステロンを投与すると、アセチルコリンが高くなるという結果も出ています。

人間、ただ長く生きればいいというものではありません。「序章」でも強調したように、その「質」が大切なのです。みなさんも「ボケたくない」というのなら、テストステロンレベルをしっかりキープしておいていただきたいものです。

テストステロン補充で認知症が改善

軽度認知障害、または軽症認知症患者に対してテストステロン補充療法を行い、認知機能やADLに対する効果を検討したものがあります。

東大のグループが老人介護施設で暮らすテストステロン値の低い認知症の男性たちに6カ月間テストステロンを投与すると、認知力が改善することが確認されました。

平均81歳の認知症の男性24人を2グループに分け、一方に1日40ミリグラムのテストステロンを飲ませ、もう一方には飲ませず比較したものです。3カ月後と6カ月後に認知機能を調べると、テストステロンを飲んだグループは有意に認知機能の改善が認められました。ちなみに検査方法には、評価で使用されている「長谷川式簡易知能評価スケ

高齢男性の認知機能・意欲を規定する因子は
テストステロンかエストラジオールか？

HDS-R および Vitality Index を従属変数とした重回帰分析

	認知機能（HDS-R）		意欲（Vitality Index）	
独立変数	標準回帰係数	p 値	標準回帰係数	p 値
年齢	-.346	0.087 有意差あり	-.189	0.383
BMI	.091	0.649	-.074	0.736
Free-T	.466	0.030 有意差あり	.391	0.099 有意差あり
E2	-.213	0.321	.135	0.565

↓

テストステロンが高いと意欲・認知機能も高い

（それぞれ　R2＝0.227,p<0.05；R2＝0.198,p<0.05）

呆けて堪るか！ そう思いませんか？

軽症アルツハイマー認知症男性患者に対するアンドロゲン補充療法の効果

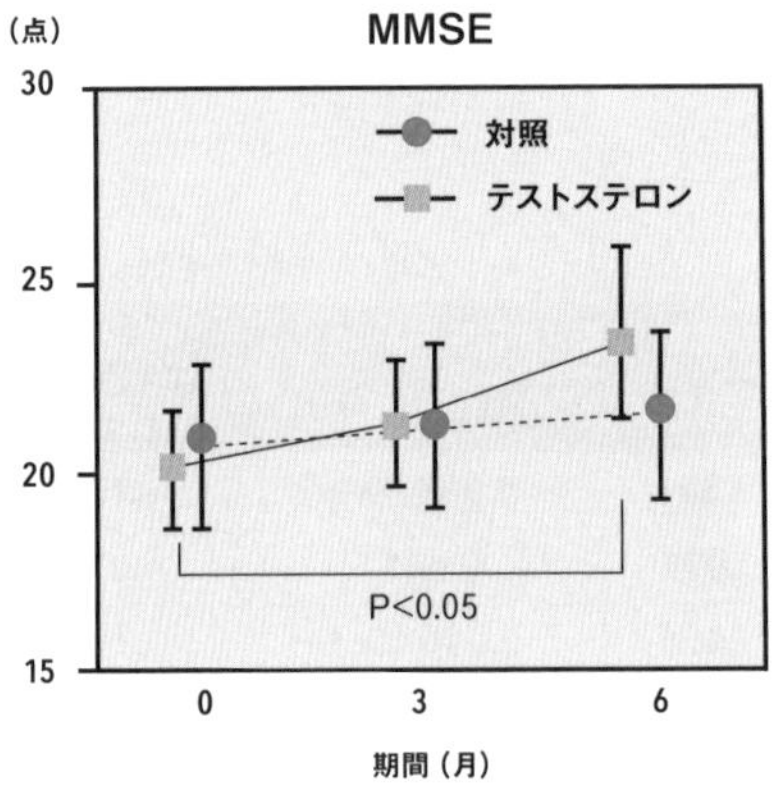

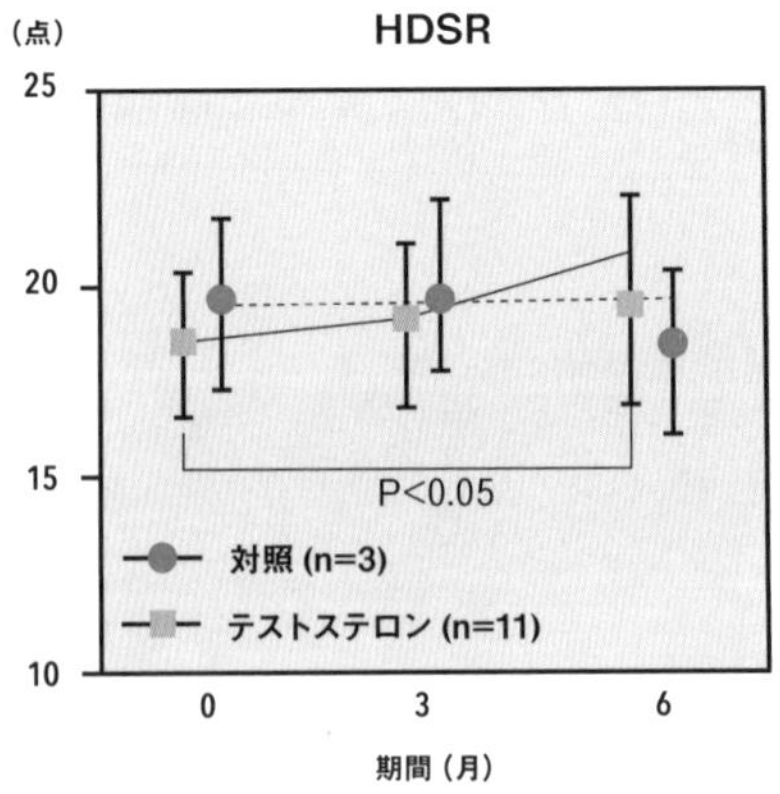

軽度認知機能障害～軽症アルツハイマー型認知症男性患者に対する
アンドロゲン補充療法の効果
HDSR：改訂長谷川式知能評価スケール、MMSE：mini-mental state examination
*P<0.05 vs 対照群

Fukai S, Akishita M, Yamada S, Toba K, Ouchi Y. Effects of testosterone in older men with mild-to-moderate cognitive impairment. J Am Geriatr Soc 査読有、2010;58:1419-21.

海馬の機能を支えるSpineの密度とテストステロン(T)

男性ホルモン補充と運動には葡萄の房のようなスパイン数と大きさを増大させる効果がある。

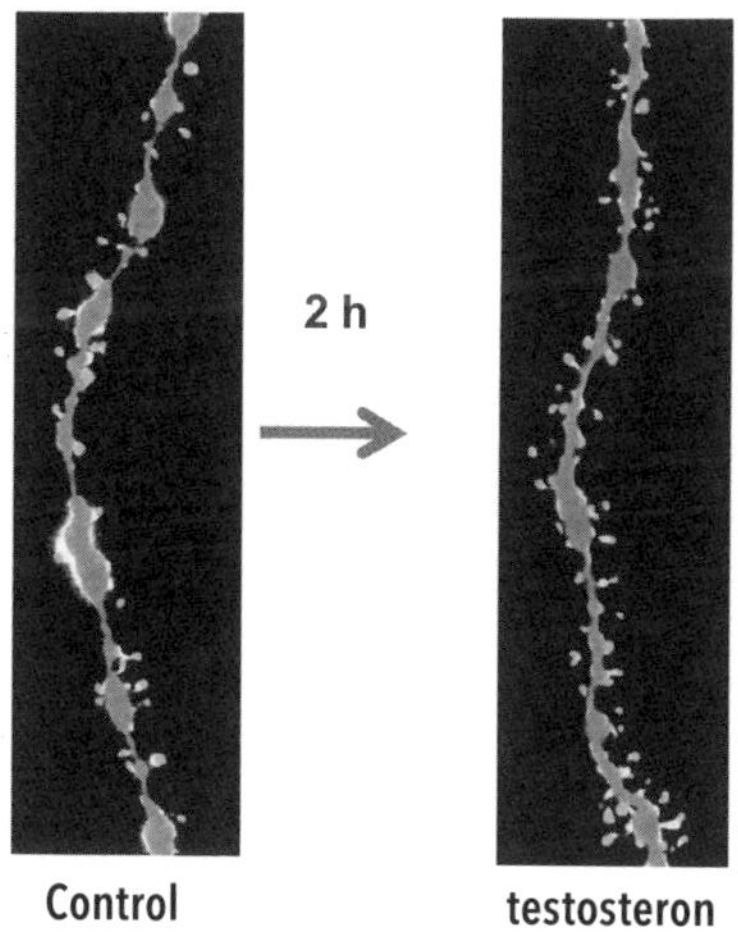

ラット実験でテストステロンを海馬神経スパインに作用させたところ2時間後にスパイン密度が増加した。

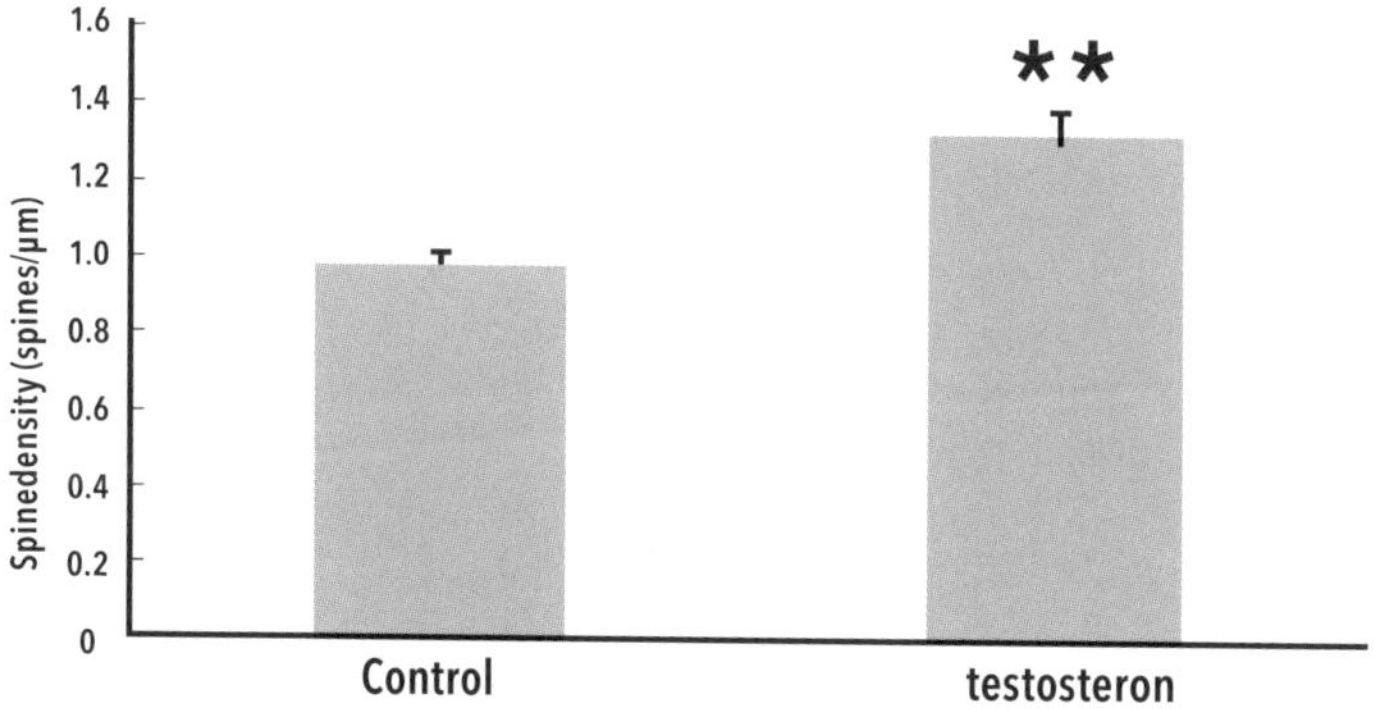

出典：Hatanaka , Kawato et al. Brain Res. (2015) 1621, 121-132

ール（ＨＤＳＲ）」と「精神状態短時間検査（ＭＭＳＥ）」の２種類があります。ＨＤＳＲは日本で長谷川和夫先生が考案されたもので、ＭＭＳＥは世界的に活用されているスケールです。

また、川戸佳（東京大学名誉教授）博士のラット実験でのデータも興味深いです。脳内には、不安を司どる扁桃体という場所と記憶を司どる海馬という場所が隣接して存在します。海馬の記憶中枢にはスパインというブドウの房のようなものがあります。これがテストステロンの減少で小さくなり、数も減っていくことが分かっています。そうなると、記憶能力の低下が起きてくる可能性があります。テストステロンを投与すると、スパインが復活してきて大きくなり、数も増えていました。そうすると記憶機能が動くようになり、さらにやる気も出てきたのです。

「やる気」がなくなるという現象も海馬を含む大脳辺縁系が担っていると考えられます。それには、やはりドーパミン神経の関与もあるでしょう。ドーパミン神経にはテストステロン受容体や女性ホルモン受容体がたくさん発現しているので、**テストステロンが増えると、ドーパミンが増えて、やる気が起こる**といえます。ラットの海馬にテストステロン注射をすると、不安行動が抑えられるという結果もあります。不安が消えれば、やる気も出ます！

物忘れ外来でも、物忘れとテストステロンとの関係が示唆されるデータがあり、やはりテストステロン値が高い人ほど、認知機能の退行が遅いことがわかりました。テストステロンは認知症予防に有効と考えられます。

女性更年期を救うテストステロン・患者さん例

重要なので何度もくり返しますが、男性ホルモンと女性ホルモンを併せ持っています。ただし、その量の割合が男女で大きく異なっているのです。個人差はありますが、**女性の場合には2～3pg／mℓ**程度あった男性ホルモン（フリーテストステロン）が、40、50歳の年齢にさしかかると、3分の2から2分の1に低下していきます。男性の場合には**更年期世代でも平均15pg／mℓ程**の量があるので、その差は歴然です。

女性でも男性ホルモン量に個人差があり、男性ホルモンの割合の多い方は、生活活性が高いことがわかっています。社会的にバリバリ活躍している女性は、男性ホルモンレベルが高いというアメリカの論文をはじめ、女性における男性ホルモンの生活活性力や行動活性との関連性についてはいろいろな報告があるのです。

原田さんの体験漫画の例に加え、熊ちゃん先生の外来でテストステロン補充をした女性たちについてお聞きした話をまたまた紹介しましょう。症例数がほんとに多かったんです！

「何もする気が起きなかったのに、仕事に前向きに取り組めるようになった」「パーティで一晩中踊れるようになった」と、積極的にテストステロン補充療法を受けていらっしゃる方。「更年期以降寝込んでいた母が、ある日突然鼻歌を歌いながら家事を始めました。先生、母にどんな魔法をかけたのですか？」と娘さんから驚きの電話をいただいたこともあるそうです。

健康を評価する「SF-36」でテストステロン補充療法効果が明らかに！

「なんでもかんでもテストステロン⁉」と批判があることは承知しております。「ハゲる？」「太る？」「怖そう」「なんかよくわからないけど、とにかく危ない⁉」と言われてしまうのは、テストステロンが暴力の源という社会的なイメージがあるからと、熊ちゃん先生はぼやいていましたが、そうではないと証明するエビデンスは揃ってきました。**テストステロンは、その人にとって適量ならば家族や社会を守るために優しさを育むホルモンなのです。**しかし、現在でもテストステロン補充に関しては、賛否両論があるのは事実です。そこで、熊ちゃん先生はテストステロン補充の治療効果を図るために「SF36」という評価方法を活用していました。

病気と診断を受ければ、「治療しましょう」「手術しましょう」と流れになることはごく普通です。しかし、熊ちゃん先生や私が臨床の現場で診察していた患者さんの多くは、「病気ではないけれど、何となく元気がない」というお悩みを抱えているいわゆる「未病」とされるゾーンにいる方々や、すぐに死ぬことがないけれど、生活の質（QOL）がとても落ちているQOL疾患の患者さん達でした。

通常の血液検査等での数値の高低や陽性陰性といった判定では、病気と診断するのが難しい「未病」や「QOL疾患」を問診表で統計的に明確に診断しようという試みは、1990年代から欧米を中心に始まりました。

その最も代表的な問診票がSF-36（MOS Short-Form 36-Item Health・Survey）です。国際的な研究組織で作られ、科学的で信頼性・妥当性を持つ尺度として世界中で活用されています。熊ちゃん先生はこの「SF-36」の日本版＋熊本式オリジナル質問を、研究に用いていました。健康度を総合的に可視化して把握することができる優れものです。

チェックするのは9項目

❶朝のエレクト（これは、熊ちゃん先生が独自に追加した項目です）

※女性の場合は8項目もしくは尿漏れを追加して研究で評価しました。

❷身体機能

❸日常役割機能（身体）

❹体の痛み

❺全体的健康感

❻活力

❼社会生活機能

❽日常生活機能（精神）

❾心の健康

これを100点満点の減点式で判定し、9角形（もしくは8角形）に図示化すると健康状態が一目瞭然。「なんか、あれこれ書くのがメンドクサイ感じ」と思われるかもしれませんが、SF-36質問紙には20分前後で記入でき、その回答をコンピュータで図式化するだけ。　患者さんと治療効果を共有していける、臨床上きわめて有用な診断法として熊ちゃん先生は愛用されていました。私も、熊ちゃん先生との共同研究で活用しました。

このSF-36の実例とエビデンスを紹介しながら、テストステロンのパワーを皆さんにご紹介したいと思います。

最初は閉経後の51歳の女性のSF-36です。健康度が上がったのがお判りになるでしょう。テストステロン補充で円がどんどん丸に近づいています。

産婦人科の先生は、たとえ女性の更年期症状改善にテストステロンが有効だとしても、男性化の副作用が強く出ることを懸念していらっしゃる方が多いようですが、その治療報告をよく見ると、男性ホルモンが低いとされる類宦官症男性に対する泌尿器科系の男性ホルモン治療と同じような、多量のテストステロンを注射してしまっているのです。それではその患者さんが男性化してしまうのも当然です。

女性のテストステロンレベルは男性の5~10分の1と少ないので、少量の投与量で、治療効果を発揮します。治療し始めは稀にニキビが出ることもありますが、その有効性をしっかり確認した上で、投与量を低く調節しながら治療を続けていきます。医者のさじ加減は必須なのです。

女性へのテストステロン補充の主な副作用は、前述してきた通り体毛増加、ニキビ、

女性へのテストステロン補充における健康度の推移

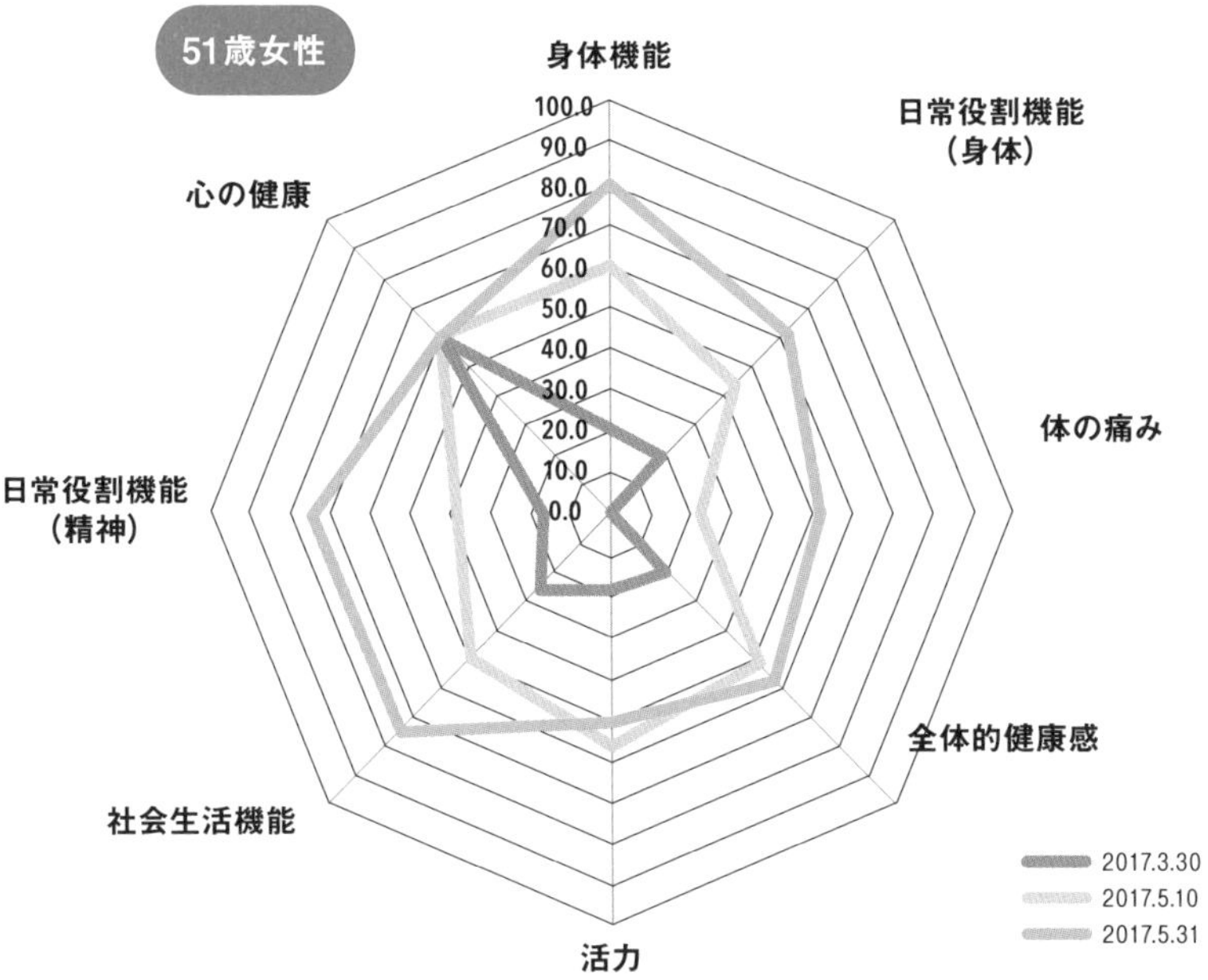
51歳女性
身体機能
日常役割機能
（身体）
体の痛み
全体的健康感
活力
社会生活機能
日常役割機能
（精神）
心の健康
100.0
90.0
80.0
70.0
60.0
50.0
40.0
30.0
20.0
10.0
0.0
2017.3.30
2017.5.10
2017.5.31

クリトリス肥大。さらに2・5〜5%の確率で性器出血を認めることがあります。このような副作用を認めた場合は、テストステロン量の減量や、投与法の変更をします。脂質、インシュリン抵抗性、CRP(体内に炎症や感染症がおきていないかのマーカー)、脳血菅障害、乳がんリスクに関しては、適切な量であれば、5年程度の継続で上がることはありません。しかしそれ以降の長期の成績に関しては、まだ報告がありません。

今後も女性のテストステロンの研究は、どんどん進んでいきます。私も未来の女性のテストステロン研究に、一石を投じ続けたいと思い、臨床と研究に取り組んでいます。

うつ症状にこそテストステロン

次は、53歳男性の例です。うつ状態になり心療内科を受診。男性ホルモンをチェックしないまま、うつ病として診断され、抗うつ剤を処方されました。長期に抗うつ剤を服用していたのですが症状は改善されず、健康度も落ちていくばかりでした。

その方もテストステロン補充投与するとSF-36の円グラフが改善されました。行動活性も増え、ゴルフ場でカートではなく歩きながらプレイできるほどにまで元気が回復しました。

ただ問題は、関節痛である肩の痛みがテストステロン補充だけでは、充分には消えずに残ったことです。円グラフの身体の痛みの数値も改善していません。この肩関節に対する治療については、ここでは詳しく述べられませんが、熊ちゃん先生はミトコンドリ

男性へのテストステロン補充における健康度の推移

53 歳男性

7年間、心療内科でうつ病として、抗うつ剤（パキシル 5 ～ 10mg ／日）などで治療を受けていたが、症状は全く改善しなかった。

総テストステロン	4.0ng/ml
DHEA-S	89μg/dl
遊離テストステロン	11.2pg/ml
IGF-1	73μg/dl
プロラクチン	11.2ng/ml

抗うつ剤を少しずつ減量して、完全に止めるのに1年半かかった。その間も、男性更年期症状対策として、エナルモンデポー 250mg/ 月の治療を実施している。うつ症状の消失には1年半も要した。この時点で治療開始２年９ヶ月であるが、肩の痛み以外は、ほぼ健常になり、社会活動やゴルフなど活発に行っている。

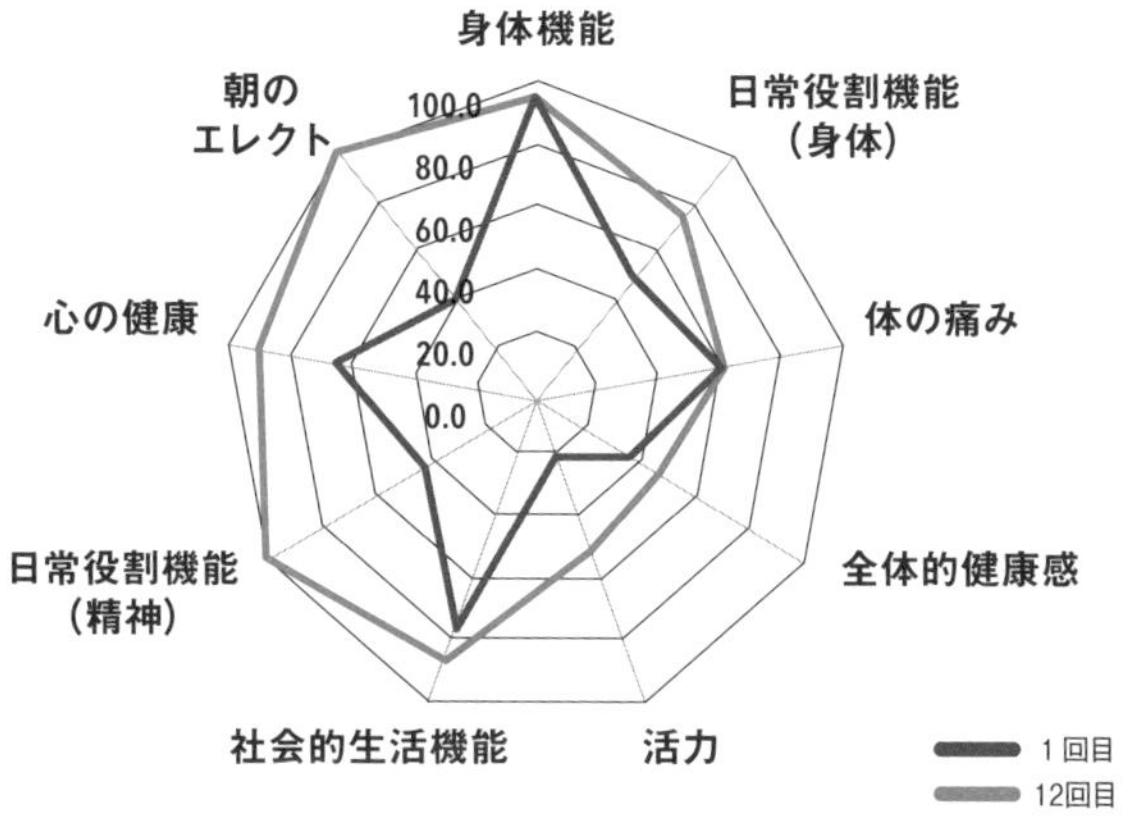

アなどの局所の免疫機能低下によって起きてくる体調不全と考えられ、水素治療などを行って改善を促していました。水素の局所投与は、新しい治療法で今後の健康医学として重要な治療学になるはずです。

女性のテストステロン値の最新調査研究

ここまでのまとめです。テストステロンは、体内にある強力な男性ホルモンです。男性は精巣から分泌され、男性器や男性らしい脳の形成に寄与し、思春期には精通や声変わりを後押し、筋肉や骨の発達を促進させます。女性は、女性ホルモンが、テストステロンを原料につくり変えられていて、卵巣から分泌されます。これは女性らしい体形、皮膚や髪の美しさに作用します。しかし男性より少量ですが、女性の卵巣からもテストステロンは分泌されています。また腎臓の上にある副腎からも男女ともテストステロンは分泌されています。

年をとると男性はテストステロンが低下し女性的になります。女性は女性ホルモンが減って体内での男性ホルモンの比率が高くなり、決断力がついたり、不条理なことに対する反抗心が芽生えたり、性欲がアップする人もいます。たとえ女性ホルモンが極端に少なくなっていても、テストステロンやその前駆物質ＤＨＥＡがある程度あれば、女性の元気はそこそこ保たれますが、それらまでもが欠乏することでフレイルに関わってきます。熊ちゃん先生と私は、健康女性のテストステロン値の調査もしました。残念ながら熊ちゃん先生の最後の研究になってしまいました。

赤枝医学研究財団の研究で、２０２０年10月〜21年２月の５カ月の間に女性医療クリニック・ＬＵＮＡネクストステージ、札幌東豊病院、カレスサッポロ時計台記念病院を受診した健康な１６０例のボランティア女性の血液を採取し、テストステロン、遊離テストステロン、ＤＨＥＡ-Ｓ、エストラジオール、ＩＧＦ-１、などの測定を実施しました。

同時に一部ボランティアに関しては健康関連ＱＯＬ指数　ＳＦ-36®（日本語版）にも回答してもらいました。

ボランティア女性の年齢は、平均値45歳、中央値41歳、最大値87歳、最小値20歳でした。人数分布は、20歳代16例、30歳代52例、40歳代43例、50歳代17例、60歳代15例、70歳代10例、80歳代7例でした。

今回のボランティアは、自分の健康感に関して70代まではある程度女性ホルモンが維持されて、80歳代でやや低下していたので、閉経後の各年齢において健康感が標準的な女性の集団であることがわかります。この集団でも、閉経後の女性のＥ２（エストラジオール）／ＦＴ（フリーテストステロン）の比率が、男性に近づいていることも明らかになっています。

そしてエストラジオールは、閉経後に急速に低下していますが、閉経後も10〜20pg／mℓで維持されています。この事実は、陰部不快感・頻尿・性交痛を訴えて女性外来を訪れるＧＳＭ（閉経関連尿路生殖器症候群）の多くの患者のエストラジオール値が５pg／mℓ未満であることに比べると明らかに高い値です。

一方成長ホルモンの血中濃度と相関すると考えられるＩＧＦ-１に関しては、加齢とともに低下していました。

注目の男性ホルモンに関しては、健康な女性の血中の男性ホルモンは、男性の10分の１レベルでしたが、女性においてもＤＨＥＡとフリーテストステロンは、加齢とともに低下していています。一方トータルテストステロンに関しては、他の２つの男性ホルモンに比べて低下のレベルが小さく、これは日本男性においても報告されている、欧米人とはちがう事実です。

日本人は、性機能に関しては、欧米人に比べともて低い状況なのですが、これは文化・社会的問題のようです。健康な日本人は、男女とも、大豆イソフラボン等の性ホルモン様フラボノイドが豊富な食事を摂ることにより、最低レベルのテストステロンとエストラジオールを維持している可能性があります。

つまり自分は健康と感じている女性も、加齢によってＤＨＥＡとフリーテストステロンは低下傾向にあり、生きる意欲の低下等の不健康な自覚症状が出現した場合は、テストステロン補充がひとつの選択肢なのです。

熊ちゃん先生は65年にわたって患者さんを診てきた経験から、日本人の患者さんにはフリーテストステロン値を基準に、男性更年期治療を行ってきました。それは女性も同様であることがこの研究で明らかになりました。

ガチで勝負日の女性の排卵日はテストステロン値が高い！

女性の月経周期は、徐々に女性ホルモン分泌が上がる卵胞期の約2週間後に排卵を迎えます。この時は女性ホルモンがピークなのですが、**実は、その裏で女性ホルモンの原料となるテストステロンもピークを迎えているのです。**

女性ホルモン作用で肌や髪の調子がよく、優しく穏やかな女性らしさがアップ。さらにテストステロンの作用で、性欲もアップ、行動力にもあふれているので、**「排卵期は絶好調日」**と言えます。もちろん妊活中なら、その前後2、3日は勝負日なのは常識ですが、試験や試合などの勝負ごとにも相応しいタイミングなのです。

前述の調査では、閉経前の女性にご協力いただき、月経周期の月経直後・排卵期・黄体期の3点でフリーテストステロン値を測定しましたが、やはり排卵期にフリーテストステロンが高くなっていることがわかりました。

赤枝グランドデータ（健康女性の加齢による多種性ホルモンのデータ）

エストラジオール

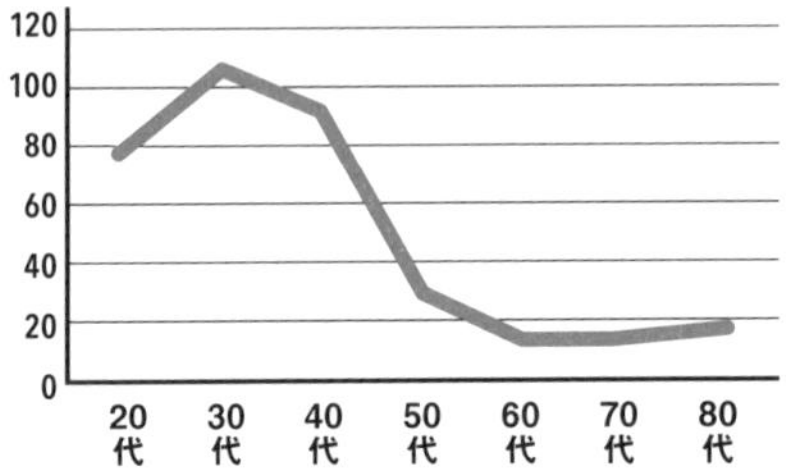

低下はしているが最低量は維持されている。

DHEA-S

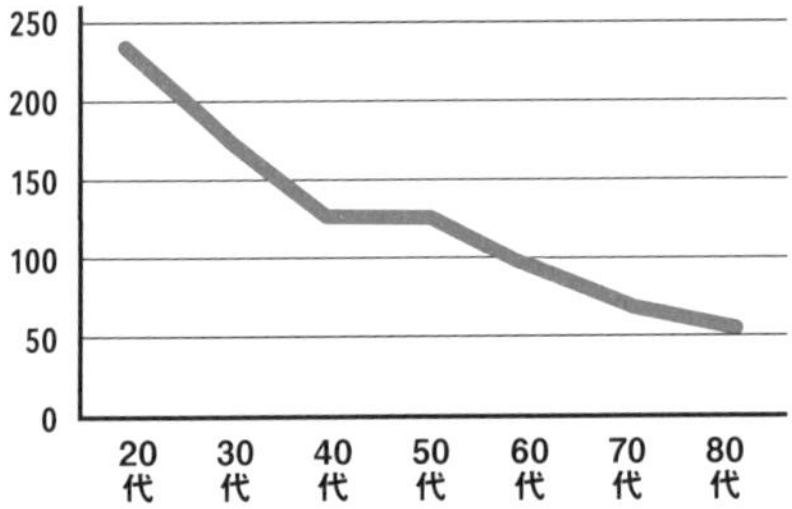

加齢とともに低下している。

IGF-1

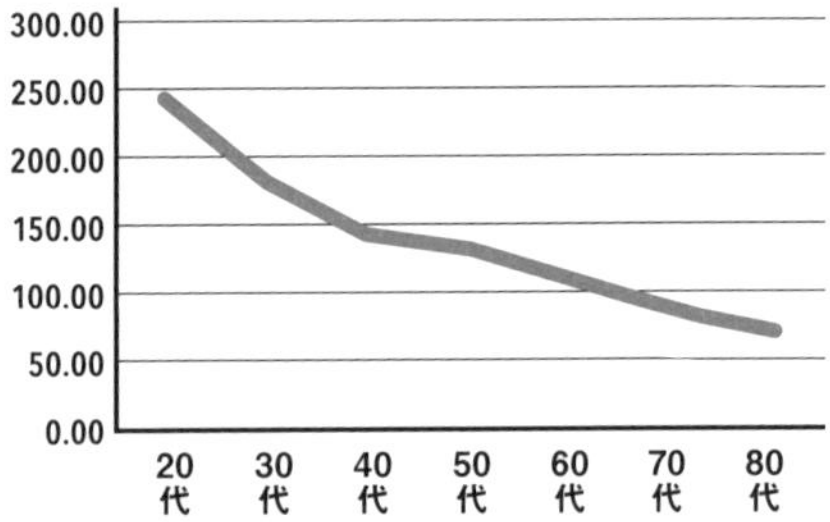

加齢とともに低下している。

遊離テストステロン

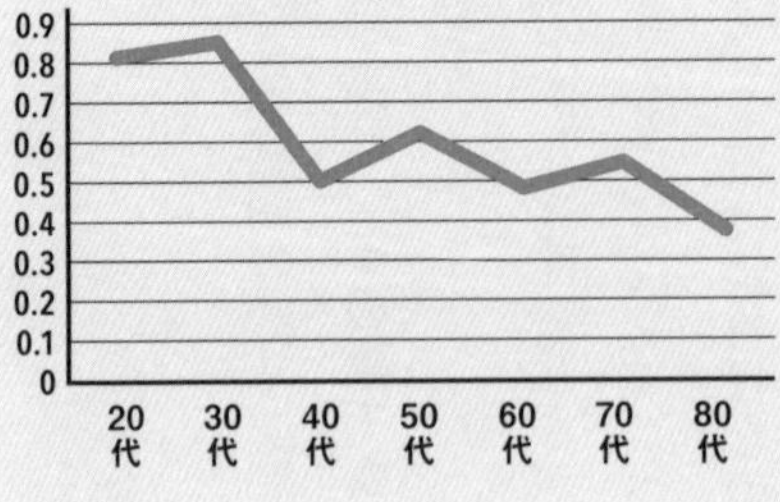

トータルテストステロン

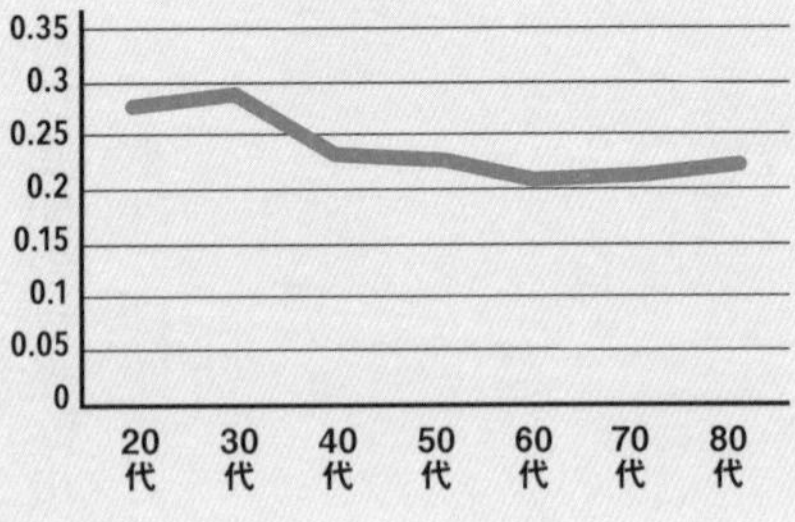

加齢とともにトータルテストステロンに比べて
フリーテストステロンの低下がみられる。

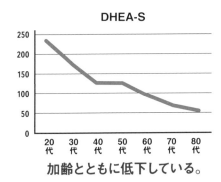

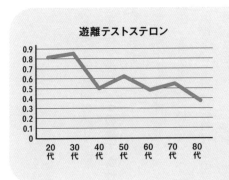

赤枝グランドデータ　n＝160

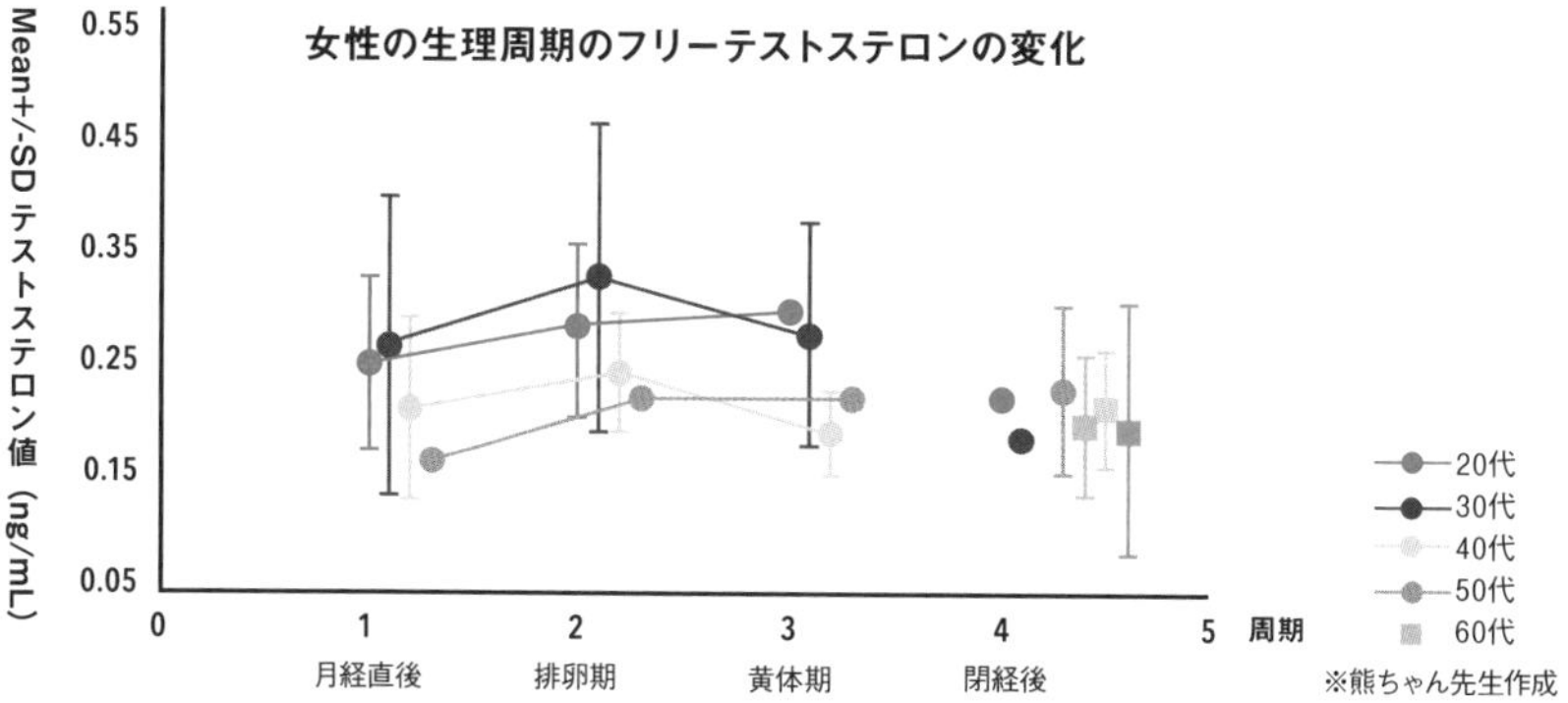
女性の生理周期のフリーテストステロンの変化
Mean+/-SD テストステロン値（ng/mL）
0.55
0.45
0.35
0.25
0.15
0.05
0
1
2
3
4
5
周期
月経直後
排卵期
黄体期
閉経後
20代
30代
40代
50代
60代
※熊ちゃん先生作成

女性がテストステロン補充する時代

熊ちゃん先生がおっしゃっていたように、**閉経後の中高年以降の女性にとってはテストステロンが元気の源**。最後の砦とも言えるテストステロンさえも欠乏してしまうと、フレイルが進行し、元気に暮らせなくなってしまう可能性があります。私も外来で、更年期以降の女性のテストステロン補充で、うつが改善し、元気を回復した症例をいくつも見てきた経験から、同じ思いを抱いています。

ここでは、私の外来の患者さんのエピソードをご紹介していきましょう。

70代女性、元気がなく何もできず1日中ぼーっとしていて、「認知症を診断されてしまいました。頻尿もあり、今回夫がつきそってこられました。さまざまな検査をしたところ、テストステロン値が低いことがわかりました。そこで、適切なテストステロン補充療法をはじめると、お元気になって、家事もできるようまでに回復されました。定期的に通院されているので、ある時夫が、「あの薬はエッチになるのでしょうか？」と聞いてきたので話を伺うと、妻が布団に入ってきて夫を襲ったと！（笑）。隣にいた妻は「はずかしい……」と笑って、夫も「驚いたけど、うれしかった」とまんざらでもないご様子。私もなんだかうれしい気持ちになるエピソードでした。

テストステロン補充が認知症に直接効いたかどうかはまだ明らかではありませんが、元気が湧いてきて、以前のような気力が戻ってきたのでしょう。このように効果を実感した症例を検証しながら、体調によって投与法を変更しながら、テストステロン補充療法を継続しようと考えています。

男性では、テストステロンが少ない人は命が短く、認知症も進むことも明らかになっています。女性では、まだ明らかなエビデンスは出ていませんが、これからの世界では、**人間の健康長寿のためにはテストステロンが重要になることは確かです。**

「男女ともに健康長寿のために、テストステロンを補充せよ！　50年もたてば、人生150年になるかもしれない。長生きすればするほど男性だけではなく、女性も男性ホルモンのサポートが必要であることをとみなさんに意識してほしい」と熊ちゃん先生。

女性も男性ホルモン＝テストステロンを補充することで元気になります。しかし「男にも更年期が存在すること」も40年を経て、ようやく世に知られるようになったぐらいですから、まだまだそのことが認知されるには時間がかかるかもしれません。しかし**テストステロン補充が、ポスト更年期、そして熟年期の男女に広く普及すれば、元気で幸せな高齢者が多い日本は、素晴らしい国になるはずです。**その頃には、「テストステロンはセックスに関係するだけのホルモンだ」という誤解が、きっととけているはずです。

「テストステロン」は自分であげる！テストステロンを増やす10の習慣

生涯で体内にあるフリーテストステロンの量は、ティースプーン一杯とほんのちょっぴり。量がアップすれば、男女ともに元気になり、人生を豊かにします。過剰摂取はダメです。テストステロン仙人熊ちゃん先生も言っていましたが、さじ加減が大事！

もともと低い女性のテストステロンですから、生活習慣の見直しでちょっぴり上がるだけで、人生をバラ色に変えることができるのです。それでも足りなければ、適切な量のテストステロンを補充するのが人生100年時代の新しい健康医療なのです。

その1 1日30分の運動でテストステロンと成長ホルモンを増強する

テストステロンを上げるための運動と言えば筋トレです。運動習慣がない患者さんには、筋トレを習慣づけるために、朝起きてすぐ、着替える前やシャワーを浴びる前にやることをおすすめしています。夜にやろうと思っていると、疲れたり、お酒を飲んだり、入浴したりして、できないことが多くなります。ポイントは、大きな筋肉を効率よく動かすこと。スクワットで大腿四頭筋。腕立て伏せで大胸筋とできたら背筋、腹筋。各10～20回×3セット行うだけでもテストステロンの上昇が期待できます。少ない回数からはじめて徐々に増やしていきましょう。週2～3回が理想です。

有酸素運動を組み合わせるとさらにいいですね。30分～1時間、ウォーキングまたはゆっくり走りましょう。これもご自身にとってストレスになる時間や距離だと逆効果になり、かえってテストステロンを下げてしまいます。

少し汗ばむぐらいの運動でも脳内にテストステロンが合成され、新しい細胞を増やすことがわかっています。筋トレはテストステロンだけでなく成長ホルモン、さらには女性ホルモンの分泌も促します。

また、朝起きて運動で体に刺激を与えるのは精神面にもいい影響があります。しかしくれぐれも無理のない範囲で行ってください。

私は現在、ＤＨＥＡのサプリメントを毎日内服し、さらに忙しい時や、がんばらなければならない日、体調が悪い時などは、テストステロンクリームを太ももに塗っています。ここ5年くらいクリニック併設の運動スタジオで、週2回ジョギング&筋トレのパーソナルトレーニングを受けていましたが、さらに横浜のクリニックから港の見える丘公園までのウォーキング（30分程度、週2日）や、ゴルフのお稽古（週1回）も追加しました。徐々に筋力が上がっています。

筋トレを週2~3回で、筋肉が増加しテストステロンの受容体が増えているので、テストステロン補充の効果は、さらにアップしていると思います。またこれらの運動を楽しくするためには、目標が大切だと考えて、60歳目前ですが、ゴルフ・パラグライダー・山登りを始めました！　50代後半でのスタートですから、上達は遅いと思いますが、気持ちよくアウトドアスポーツを楽しむのが目標です。仕事でも患者さんを呼ぶときには、立ち上がって診察室のドアまで2~3歩ですが歩いていき、お一人お一人を大声で呼び込むようにしています。小さなことからコツコツと！　です。

もう一つの重要なのは、使わなくなった全身の筋肉をほぐすストレッチです。無自覚でも筋硬直は進んでいるので、意識して伸ばして縮めてください。忘れられた過去の生物必須の運動に思いを馳せながら行ってみましょう。筋力強化より地味な運動ですが、この筋群の伸縮運動による筋硬直改善こそ、体調不全の解消・改善にとって極めて重要なのです。この筋伸縮運動で、筋硬直を解消し体調補助に努めれば、キリリとしたスタイルを保てます。筋トレの前後にトレーナーについてストレッチをするのがお勧めですが、一人で寝る前に行っても、リラックス効果があります。

ピフィラティス™（Pfilates）は、2009年に米国の女性泌尿器科医Dr・Bruce Crawfordによってつくられたエクササイズです。おすすめしたいです。120のピラティス・ヨガ・パーソナルトレーニングの動きをビデオと同期させた筋電図を用いて研究し、骨盤底筋群と、その協調運動筋群である腹横筋・下肢内転筋・殿筋群が、大きく刺激される10の運動を選んでいます。まずは、10種類の運動の仕方を学び、その中から自宅では、好きな運動を3つ選んで毎日してもらいます。ゆっくりした動きと静止ポーズ、さらに速い動きを組み合わせて、速筋と遅筋両方を鍛えます。

全国にピフィラティス™のインストラクターがいるので、気になる方はインターネット検索して、地元のインストラクターに教わってみてください。

その2 意識した食生活でテストステロンアップ

テストステロンを上げる食事を意識するというよりは、毎日の食生活を見直し、足りない栄養素を補うことで、テストステロン低下にブレーキをかけ、健康を維持することを目指します。

何度もお伝えしていますが、性ホルモンの「原料」はコレステロール、これは脂質です。

原料がなければ、脳から「テストステロンをつくりなさい」という指令が出ても、対応できません。テストステロンを増やすには、まず「原料」をたくさん摂るべき！ 腎機能障害等がなければ、コレステロールとたんぱく質をしっかり摂取するために、**最低でも、肉や魚・大豆製品を「1日100g」食べる**ようにしてください。これは、高齢者の健康について最先端の研究を行っている「社団法人日本老年医学会」でも推奨している量です。

たんぱく質は、筋肉、血液、内臓、皮膚、髪など、体のあらゆる組織をつくる原料です。たんぱく質は、約20種類のアミノ酸が集まったもの。体内で合成することができないものを「必須アミノ酸」、体内で合成することができるものを「非必須アミノ酸」と呼びます。大事なのは「必須アミノ酸」のほう。体内でつくることができないわけですから、外から摂取するほかありません。肉や魚・大豆製品はこの「必須アミノ酸」を手っ取り早く補給できます。いつまでも良いスタイルでいたいからと、過剰なダイエットや菜食主義を続けていると、テストステロンの原料が不足して、更年期症状に陥る可能性もあります。**若い頃の体型にもよりますが、中高年以降は、20歳の頃の体重から3～10kgアップしている方が、健康で元気であるとされています。**

さらにテストステロンアップ食材として期待できるのは、野菜では「ニンニク」&「タマネギ」。ニンニクやタマネギには、古来より、男性ホルモンの分泌を刺激する効果があると伝えられてきました。古代エジプトでは、ピラミッドを建設する奴隷たちにニンニクを食べさせて、精をつけさせたという逸話もあります！

なぜ、ニンニクとタマネギが男性ホルモンを上げるのか？　それはこの2つに共通して含まれている「硫黄化合物」の効果。具体的には、アリシン、アリイン、アホエン、イソチオシアナートといった物質で、男性ホルモンアップの他、強い抗酸化作用や、血液中の脂質を減らしてくれる作用があり、他にも、ブロッコリー、カブ、ニラ、ラッキョウなどにも含まれています。

ある実験では、マウスにタマネギの濃縮エキスを4ヶ月間与えたところ、何も与えていなかったマウスよりも、男性ホルモン値が明らかに高くなったというデータがあります。また、ニンニクからエキスを抽出したサプリメント「キヨーレオピン」を投与したマウスと、何も与えていないマウスを水槽に入れて泳がせたところ、前者のほうがはるかに長く泳いでいることができたのです。

このように、男性ホルモンアップの強い味方となってくれる、ニンニクとタマネギ。ただし、注意点は「硫黄化合物」は、切ったり、すりおろしたりすると、効果が弱くなるので、できれば丸ごと調理して召し上がってください。

また、プラスアルファで注目して欲しいのが亜鉛。ホルモンの合成に必要な微量元素ですが、体内に蓄積できないので、毎日適切な量を摂取しつづけるのが大切です。うなぎ、豚レバー、牛の赤身肉、たまご、チーズ、海藻などに含まれます。ちなみに熊ちゃん先生は、うなぎ、赤身肉、牡蠣が大好物でした！

その3　推し活でアクティブに生きれば、テストステロンアップ

推し活をすると脳に刺激が与えられ、ドーパミンもガシガシ出ますし、仮想恋愛モードでオキシトシンもバンバン分泌。推しを追っかけるためのチケット争奪戦、スケジュール管理、遠征のためのさまざまな手配。もしも視線をいただいた時のために、見た目にも気を遣うようになりますよね！

何より生きる糧。時間が足りなすぎる充実感は、まさにアンチエイジングライフそのもの。推しのためなら、日常の仕事や家庭などの嫌なことも我慢ができる。人間の底知れぬパワーを引き出します。推し活の馬鹿力は、年齢を忘れさせ、人をまっしぐらにさせる魔力があります。

その4 ぼーっとしてたらテストステロンに怒られます！ 極力外に目を向けて！

飲み会の席は、ほどほどに楽しみましょう。飲酒は、適度な量で楽しく飲める範囲なら、ストレス解消につながります。ただし、飲みすぎると肥満の原因になり、一層テストステロン値を下げます。さらに認知症をはじめとするさまざまな病気を引き起こすリスクも高まります。しかも周りに気を遣う飲み会は、ストレスになるだけ。なるべく避けるのが賢明でしょう。気の合う仲間との会食はいいですよね。コロナが落ち着いたら、リアルなコミュニケーションが戻ってくるはずです。おしゃれして、みんなでお出かけしましょう。

ぼんやり生きいてるとテストステロンは落ちていきます。前述したように、最近の研究では、脳の海馬からもテストステロンが分泌されていることがわかってきました。その量は精巣から出るものより少ないですが濃度が高いのです。**薄い水割りを飲むより、少量のストレートでくいっとウイスキーを飲むと効くように、細胞への刺激が強いのが脳分泌のテストステロン。**

歴史を振り返れば、去勢された宦官が政治を動かしてきた記録が多数残っています。精巣がなくとも脳で分泌されたテストステロンでパワーを発揮していたのではないでしょうか？　**司馬遷**《しばせん》や**童貫**《どうかん》などは、脳のテストステロンで、世界を動かすことができたのかもしれません。

ラットの実験では、精巣の老化は見てわかるが海馬は解剖学的に老化による変化は見られないといいます。海馬の老化は精巣より20年遅いので、精巣がダメになっても海馬が頑張ればテストステロンはキープできると推測されます。ただし、脳を頑張って使わないと分泌されません。ぼーっと生きていたら、チコちゃんに怒られるだけじゃなく、脳でテストステロンは作れません。意識して頭を動かすことが大事です。

その5　姿勢や歩き方でテストステロン値をキープ

熊ちゃん先生もそうでしたが、私も診察の際に必ず患者さんの歩き方をチェックしています。というのも、**人間も生き物として行動するには、「歩けること」が基本中の基**

本だからです。歩行能力が低下してくることは、病気の発生や体力低下の重要なサインなのです。「とにかく歩こう！　目標1日1万歩」などと社会的にも盛んに啓蒙されていますが、人間は、3000年前までは狩猟採集するため、1日1万歩以上、1週間で10万歩程度歩いていたそうです。3000年前も現在も人間の機能は、まったく変わっていません。**目標1日1万歩は正しい目標です**。

ウォーキングすると男性ホルモン（DHT・ジヒドロテストステロン）が脳に出てきます。また、高齢者の海馬でも運動によって新しい神経が生まれるのです。運動すると頭がスカッとして記憶力が上がるという方がいらっしゃいますが、ある実験では1日30分ラットを走らせると、何も運動しない群と比べ新しい脳神経細胞が多く出来てくることがわかっています。さらに男性ホルモンも増えていました。精巣が作ったテストステロンを比較するため、精巣を取って走らせたラットでも、海馬がDHTを作っていて、それが神経細胞に作用し新しいシナプスを作っていたのです。

1日30分程度の運動で、脳内のテストステロンが合成され、新しい脳細胞を増やすことができるのです。

その6　モテたい、魅力的になりたい！　テストステロンアップのスイッチをオンに！

アメリカの心理学者が行った実験です。同じ男性の写真を、シャツの色だけ変えて女性に見せたところ、赤色のシャツを着ている写真は、ほかの色のシャツを着ている写真と比べて魅力的に見え、性的にも惹かれる、という結果が出たのです。つまり、**赤い服のほうがモテる**ということ。

赤い色は、昔から、富や権力を象徴する色とされてきました。たとえば古代ローマでは、身分の高い人のことを、「赤を着る人」と呼んでいたそうです。また、どこの国でも、赤は「おめでたい色」とされており、セレモニーには欠かせません。日本でも、還暦には「赤いちゃんちゃんこ」を着て、「赤い帽子」をかぶりますよね（今の60歳はみんな若いので還暦を後ろにずらしたほうがいいかもしれませんが）。

生物学的には、赤は「オスの支配力」を表しています。サルのお尻が、繁殖期にますます赤くなるのは、メスを惹きつけるため。とりわけ、ボスザルのお尻や顔が誰よりも赤くなるのは、強さをまわりに誇示しているからです。

男性医学的にも「赤い色が男性ホルモン値をあげる」という研究データがさまざま取り上げられています。たとえば、赤と青のチームに分かれてビデオゲームをしたところ、赤チームの勝率が高かったとか、赤いユニフォームのサッカーチームはホームでの勝率が高いなど。赤を身に付けることでテストステロンの分泌が促され、その効果で積極性や攻撃性が増したという説です。赤い色で男性ホルモン値がアップするという説は確証はまだありませんが、脳によい刺激を与え、やる気を促す「ドーパミン」の分泌が活性化され、パフォーマンスが高まるのではと想像しています。

赤を着れば男性力がアップするのは社会現象であって科学では証明できないですが、赤を着ているほうが視覚的に刺激され男女とも元気になる脳内サイクルは働く、と唱えていた熊ちゃん先生は、男性更年期外来では患者さんに赤をオススメしていました。

生前の熊ちゃん先生は、外出する時は、常に全身真っ赤な男の子でした。赤い色を身につけることで、女性に自分の魅力をアピールできるのです。ためしに、真っ赤なシャツで出かけてみてください。必ず「素敵な服ですね」「若々しく見えますよ」などと注目され、話題になること請け合いです。リーダーシップを周りに印象付ける時には、米国大統領も赤いネクタイをしています。しかし赤がキライという方は、自分の好きな明るい色を選べばOKです。とにかく自分なりにカッコよく装いましょう。

その7 「睡眠」で、ストレスリセット&テストステロンチャージ！

年齢に関係なく、心理的ストレスが男性ホルモンを下げることはお伝えしていきました。ストレスを解消し、自律神経を安定させ、男性ホルモンの低下にストップをかけるのに、もっとも基本となるのが、「睡眠」です。

睡眠は、ただ体の疲れをとるためのものではありません。テストステロンの正常な分泌を保つためにも欠かせないのです。睡眠不足や、質の悪い睡眠が習慣になると、確実にテストステロンは減っていきます。

テストステロンは、一日中、均等に分泌されているわけではありません。ある時間帯では少なくなり、ある時間帯では多くなるなど、一日の中で大きく変動します。これを、

「日内変動」（ダーナニズム）と呼びます。

では、テストステロンの分泌がもっとも活発なのは、一日のうちいつでしょうか？

答えは、深夜から明け方にかけてです。夜寝ているとき、ということですね。

逆に、分泌がもっとも低下するのは、午後から夜にかけて。ゆっくり休んでいるときに分泌が多く、活発に動いているときに分泌が少ないというのは、意外に思えるかもしれません。

ただ、これにも理由があります。寝ている時間に、テストステロンの分泌が高まるのは、朝起きてから体を活発に動かせるように、体が準備をしているからなのです。

ここで問題になるのが「夜ふかし」です。深夜から明け方という、男性ホルモンにとっての**「ゴールデンタイム」に起きていると、テストステロンは活性化しません。遅くとも24時には寝るようにしましょう。**

しかも、熟年になってくると、若いころと比べて眠りが浅くなります。それに加えて、男性ホルモンの低下によって交感神経の緊張が続けば、なかなか寝つけないということが増えてくるでしょう。そんなときに、オススメのサプリメントがあります。それは「メラトニン」です。


そもそもメラトニンとは、脳の松果体というところから分泌されるホルモンの一種で、いわゆる「体内時計」をつかさどっています。夜になると分泌が増え、朝になると分泌が減る、そのくり返しによって、人間は規則正しい生活を送ることができるのです。眠れない、または夜中に目が覚めることは、このメラトニンの分泌がうまく機能していないこと。そこで、サプリメントという形で、メラトニンを補うのも手です。

しっかり眠ってホルモンチャージ。テストステロンは寝ている間に回復します。睡眠時間はストレスや体の疲れも解消してくれるので、質の良い睡眠はテストステロンキープにも欠かせません。テストステロン値が低下してくると、寝つきが悪くなり、夜中に何度も覚醒し、睡眠の質も悪化します。少なくとも7時間睡眠を目指してください。

その8 呼吸法・マインドフルネスでテストステロン値をコントロール

テストステロンを落とさないためには、リラックスしてストレスを貯めこまないことに尽きます。意識して心を整えて、副交感神経を高めれば、テストステロンだけでなく女性ホルモンの低下を食い止めることも期待できます。

熊ちゃん先生が患者さんにオススメしていたのは「腹式深呼吸＋骨盤底トレーニング」。「緊張をほぐすために、深呼吸しましょう」とよく言うように、呼吸は、乱れた自律神経を整えてくれます。やり方は、とても簡単。

❶ 目を閉じてイスに座り、息を口から、できるだけゆっくり「ふーっ」と吐きます。このとき、お腹は自然にへこませ、肛門と膣・尿道を締めて持ち上げてください（これが骨盤底トレーニングになります）。

❷「これ以上、吐けない」と思ったら、ぱっと止めます。肛門と膣・尿道もリラックス。

❸次に、鼻から息を吸います。自然と空気が入ってくるような感覚で、ゆっくり吸ってください。

ポイントは、「吸う」ことよりも、「吐く」ことを意識すること。これを20回、くり返してください。1日に何度やってもかまいません。朝起きたとき、お昼休み、寝る前など、ちょっとしたスキマ時間を見つけて取り入れてください。仕事が忙しくてパニックになりそうなとき、満員電車でイライラしているとき、大事なプレゼンで緊張しているときなどにも効果的。トイレの個室も、ひとりになれるので、腹式深呼吸＋骨盤トレーニングをするにはうってつけのシチュエーションです。

ゴルフの選手はパターの前に、この呼吸法をやっている人が多いそう。たしかにテレビ中継を見ていると、息を深く吐いている様子をよく目にします。副交感神経が活性化するので、気持ちが落ち着き、スイングがブレなくなるのでしょう。また、能、太極拳、ヨガなど、各国の伝統的な文化でも、やはり同じ呼吸法を取り入れています。

さらに「腹式深呼吸＋骨盤底トレーニング」に「意守」を取り入れると効果が倍増します。「意守」は主に気功などで使われるテクニックですが、体のどこかひとつの部分に意識を集中するということ。例えば「手のひら」に集中して呼吸をくり返していると、しだいに温かくなってきます。これは、副交感神経が高まることで血管が拡張し、血流がよくなっている証拠です。

人は興奮したり、緊張したりすると、「アドレナリン」というホルモンが分泌されます。すると、交感神経が高まって、血管が収縮するので、手が冷たくなります。「手が冷たいな」と思ったら、それは体からの危険信号。さっそく、腹式深呼吸＋骨盤底トレーニングをやってみましょう。

もうひとつ大事なことは、「あ、あれをやらなくちゃ」とか「あいつ、腹立つな」とか、あれこれ考えてはいけません。頭から雑念を追い払い、無心で行ってください。熊ちゃん先生は、日中は忙しいので、夜寝る前にこの呼吸法を実践していました。

最近よく耳にする「マインドフルネス」。瞑想によってストレス軽減・集中力アップ・自律神経回復などの効果が期待できると、海外では社員研修や学校教育に積極的に導入されています。このノウハウもそれと似たようなものです。ぜひ、挑戦してください。

その9 テストステロンファーストな生活習慣を

男性であれば、男性同士で行動するのはいいです。男性ホルモンは子供を作るだけでなく、その子供を一人前に育てるために、外敵を排除するパワーが備わっています。男性同士での付き合いでは無意識に自分のテリトリーを守ろうとオスの本能が働き、テストステロン分泌が活性化されます。もちろん敵ではないと認識している男仲間と過ごせば、リラックスしてストレス解消につながるので、こちらもテストステロンキープには◎。

女性の場合は、男性ほど多くのテストステロンは必要ありません。推し活をして、積極的に友達と外出したり、適度な運動を習慣したり、それほど無理はしなくて良いですが、ちょっとセクシャルなドキドキ体験をするのもテストステロンを上げることに繋がります。

また、家族とコミュニケーションをとるのも大切。本来、テストステロンは心体まる時、副交感神経有意で分泌が促されます。日中職場で交感神経を高めてバリバリ働き、疲れて帰りつく我が家こそリラックスできる環境であるべき。でも、それは家族に任せきりではダメ。日頃から、自分で家族との交流を図って、居心地のいい環境作りを心がけておきましょう。家なのに居場所がない、帰るのがストレスになるようでは、残念ながらテストステロンは低下するばかりです。

新しい挑戦を忘れないことも有効です。テストステロンは冒険心を促してくれる元気ホルモン。最先端のスマホやPCのバージョンアップにも臆せず立ち向かうことでも、テストステロン分泌は促されます。面白そうと興味を持ったものは迷わずトライ。スポーツやリスニングなど、趣味ならなんでもOK。お気に入りが見つかれば、とことんはまってください。「凝り性」の人はテストステロン値が高い傾向にあります。

その10 マイナス20歳で生きよう

50歳前後の男女更年期を元気に乗り切るには、当然のことながら心身の健康に日常的に気を配る必要があります。この時期、体の生理機能は徐々にですが、確実に落ちていきます。この生理機能の低下を少しでも食い止め、スピードダウンさせるには、まず何よりも肉体的な健康を保つことが大切！　動脈硬化を進行させる高血圧・脂質異常症・糖尿病などの生活習慣を予防・治療して、脳梗塞や心筋梗塞などにならないようにちょっと努力しましょう。癌を早期発見するために、検診や人間ドックを定期的にうけましょう。体の健康を保っていれば、生理機能の低下に一定の歯止めがかけられ、男性ホルモン低下による悪影響にもうまく適応していくことができます。ガタガタッという急激な衰えを防いで、ゆるやかな坂をゆっくり下りて、余裕のある更年期を過ごすことは可能です。

ストレスを解消する自分なりの効果的な方法を見つけ、積極的に実践していくことも不可欠。肉体的にいくら健康でも、ストレスによって精神面がダメージを受ければ、テストステロン低下が進み、更年期特有のうつ症状の発症にもつながりかねません。健康は、心身の両方がそろわなければ達成できないのです。うつ病等のメンタルの問題は早期解決が一番です。気分の落ち込みが数週間続くようならば、周囲の人に相談したり、メンタルクリニックを気軽に受診しましょう。

車に例えれば、更年期に差しかかったら、その入り口で、しっかりと車検を受けるようにご自身を点検するべし。故障箇所はもちろんのこと、古くなってこのままだと故障しそうな部品などを点検整備して、ゆっくりでも確実に走れるように準備を整えましょう。そうすれば、高速道路で１００キロ以上のスピードは出せなくても、一般道なら快適なドライブがまだまだできます。熟年期へ向かって、パートナーとドライブを楽しむことも十分に可能です。今後の人生をエンジョイするための車検、それが更年期の入り口で求められています。しかし、更年期の「車検」は法律にはないので、ぜひご自身で積極的に行ってください。

さまざまな健康法のなかで、私がぜひお勧めしたい、簡単な方法があります。それは、**実際の年齢より20歳若いと思い込むという一種の自己暗示法です。今の時代、実年齢にとらわれる必要は全くありません。**

とにかくリラックスしてストレスを貯めこまないこと、そして冒険心を忘れず過ごすのが大事と心得てください。「コツはわかるけど、それをやる気力が起きないから困っている……」という方は、テストステロン値をチェックしてください。低下が判明すれば、テストステロン補充でやる気を復活させればいいのです！

4章

テストステロンを取り入れる！

性ホルモンで乗り越える男と女の更年期

テストステロンアップの漢方薬

男女共に性ホルモン低下が更年期の最大の要因です。更年期を遠ざけるには、女性ホルモンも男性ホルモンも下げないだけでなく、できればアップを目指すような食生活をするべきです。

まずは、**畑のお肉とよばれる大豆製品です。**大豆には良質なタンパク質が含まれており、さらに、リノール酸、オレイン酸、ビタミン・ミネラル類、そしてカルシウムや食物繊維なども豊富です。女性ホルモンに似た作用をもつといわれる大豆イソフラボンや、エクオールなどが含まれているのは、広く知られていることです。ぜひ、**豆腐や納豆、豆乳**などを、積極的にとっていきましょう。

大豆製品以外では、**山芋、オクラ、モロヘイヤ、なめこ、などのネバネバ系の食材がおすすめ**です。ネバネバ成分のなかにある「ムチン」には、肌や粘膜を健康に保つ効果があり、「ジオスゲニン」という成分は、「ＤＨＥＡ」という副腎皮質で作られるホルモンと似たような働きをします。ＤＨＥＡの一部は体内で女性ホルモンに変換されるので、ネバネバ食材で女性ホルモンアップが期待できるのです。さらに「ムチン」には、男性ホルモンの分泌をうながす作用があるので、代謝経路の下流にある女性ホルモンの原料を増やすことにもつながります。

おすすめサプリ

- DHEA
- エクオール
- プラセンタ
- ハナビラダケエキス
- ピクノジェノール
- 亜鉛
- 牡蠣エキスサプリ
- ビタミンD
- プロテタイト
- 冬虫夏草

漢方薬を試してみるのもいいでしょう。

婦人科で処方される4大漢方薬

●当帰芍薬散（とうきしゃくやくさん）

全身に大切な栄養素を与え、血行を良くする。体内の水分代謝を整え、足腰の冷えや生理不順を改善します。

●加味逍遙散（かみしょうようさん）

血液循環をよくして、体を温めたり、のぼせた上半身の熱をさまします。ホルモンのバランスを整える働きもあります。

●桂枝茯苓丸（けいしぶくりょうがん）

血行を改善して熱のバランスを整え、のぼせや冷えを改善。子宮などの炎症を鎮静化。ホルモンのバランスも整えます。

●桃核承気湯（とうかくじょうきとう）

便秘改善。不安やイライラをしずめ気分を落ち着かせます。鎮痛作用もあります。

男性7大漢方薬

●補中益気湯（ほちゅうえっきとう）

元気・気力がないときの第一選択肢。胃腸虚弱を補い、気虚を改善します。

●十全大補湯（じゅうぜんたいほうとう）

疲労倦怠感、貧血、皮膚の乾燥、食欲不振、寝汗、手足の冷えなどの不調があるときに処方されます。病後・手術後の体力低下をはじめ、産後の衰弱、貧血、冷え症の改善など。気虚や血虚を改善します。

●六君子湯（りっくんしとう）

食欲不振、胃もたれ、虚弱体質を改善します。

●真武湯（しんぶとう）

新陳代謝が衰えた虚弱状態、疲れ、全身の冷えやめまい感、下痢を改善します。

●八味地黄丸（はちみじおうがん）

腎虚の代表的な箇保役。尿トラブルを改善します。

●牛車腎気丸（ごしゃじんきがん）

足腰の痛みや頻尿、加齢に伴う諸症状。（八味地黄丸に牛膝、車前子をまぜたもの）

●柴胡加竜骨牡蛎湯（さいこかりゅうこつぼれいとう）

交感神経過敏、ストレス時のイライラ、不安感、不眠を改善します。

これらは一般の病院でも希望すれば保険適用されるので、個人の体力や体調にあわせて、医療用の漢方薬の中から処方してもらうといいでしょう。受診しようと考えている病院で漢方薬を処方してもらえるかどうかは、事前に確認してください。

他にはプラセンタや大豆系のサプリメント、亜鉛、ビタミンDなど……じわじわとした効き目ですが、体質改善には有効です。

注射の特徴

筋肉注射なので即効性は高いです。男性の場合、エナルモンデポー１２５～２５０㎎、月２回程度）が目安です。女性で、私のような乳房がんサバイバーで、女性ホルモン療法がＮＧで、強い更年期症状で苦しんでいる方には、テストステロン補充を試す場合があります。男性へのテストステロン補充量の２分の１～４分の１をベースに、個々人の状態を判断し慎重に行っていきます。何もする気が起きなかったのに、仕事に前向きに取り組めるようになった。パーティで一晩中踊れるようになったと、パートナーとの関係性がよくなった等、開始すると積極的にテストステロン補充療法を継続する方が多いです。

クリームの特徴

注射が基本ですが、塗り薬としてはテストステロン濃度1％の「グローミン®」が普通に購入ができます。30代~50代でテストステロン低下がさほど深刻でない方は試してみる価値はあります。また、注射でのテストステロン補充の後に落ちてくる2~3週間のタイミングで、次に打つまでのつなぎに使用するといった補助的に組み合わせる場合もあります。男性と女性等の性差だけでなく、至適量は個人差がありますので、主治医と相談して、自分なりのパターンを見つけましょう。

またフェムゾーン（膣と外陰）の痛みを訴える患者さんで、女性ホルモン補充だけでは改善しなかったケースで、前述した「グローミン®」という弱いテストステロンを配合したクリーム（1日1㎝・クリトリスや尿道に塗布）を行っています。難治性の痛みが消え、元気になる人が多く、特に80歳以上の患者さんには積極的にお勧めしています。

その他の摂取方法（50代以下の男性向け）

海外では飲み薬。パッチ、クリームなど投与法がたくさんあり、女性に関しても使用効果に関する論文がでています。最近LUNAでは、院内で女性用の低濃度のテストステロンオイルの調整を開始しました。まだまだ制限の多い日本国内ですが、安全で効果的な投与法を確立していきたいと考えています。

男女ミックスの多様性が求められる世界へ

くり返しになりますが熊ちゃん先生は**「年をとると、男性はテストステロンが低下し女性的になり、女性は女性ホルモンが減って体内でのテストステロンの比率が高くなる。つまり男女の比率が近づく。しかし女性の持つテストステロンが欠乏すると、フレイルに直結してしまう。そのため女性にテストステロンを補充し、男性の比率にさらに近づけ、維持することが大切で、そうすることで女性の高齢者の人生最後のQOLが向上し、その人生が活性化してくる」**と考え、この研究データの分析・検討を亡くなる直前まで進めていました。

ここ数年、熊ちゃん先生外来に女性患者さんが増え続けていたそうです。

性は多様。2つに分けられるものではない

個々人のなかでの性ホルモンの比率が違って、それが多様な個性を創り出しています。私自身は『男らしくあれ』、あるいは『女らしくあれ』と育てられることに反抗した最初の世代です。でもこれからは、『女性ホルモン』のもつ内向きの優しさと、『男性ホルモン』の持つ外向きの行動力の、**優しさと強さをミックスした、両性のニュアンスを同時に持ち合わせている人材がリーダーシップを担っていく**はずです。多様性を受け

世代別に見るデータの推移

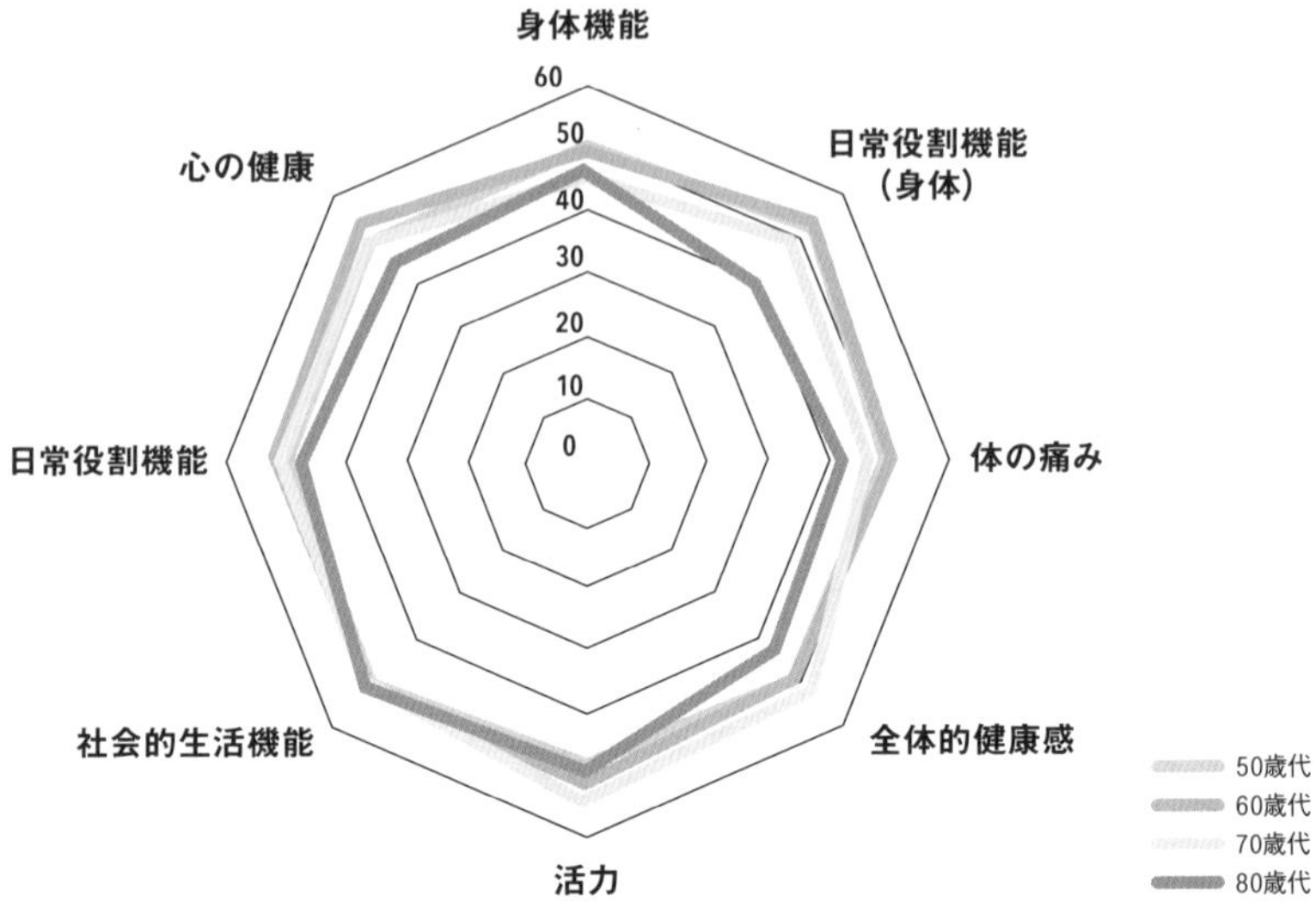

QOL は 70 代までは維持されていて 80 代でやや低下している。

※熊ちゃん先生作成（赤枝財団研究データより）

加齢に伴う血中エストラジオール（E2）とテストステロン（FT）比率の変化と性差

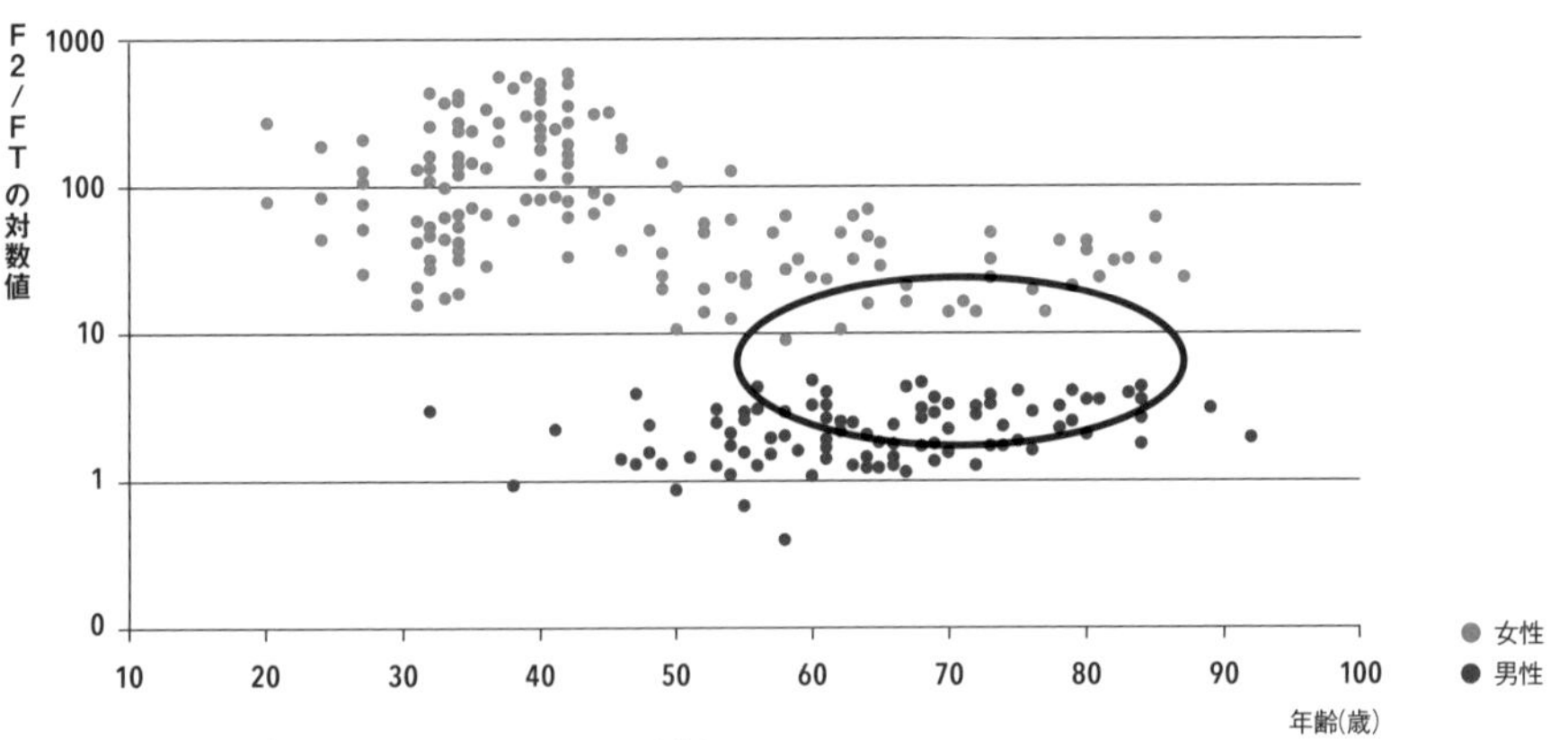

更年期以降の女性へのテストステロン補充により、
男女の比率を近づけることが、女性の健康寿命を伸ばすことにつながる
というのが熊ちゃん先生の主張であった。

※熊本悦明研究データによる加齢に伴う E2/FT 比率の変化（熊ちゃん先生作成）
女性n＝160 男性n＝2664
※ E2 の数値「10 未満」を 10.0 とみなす。FT の数値「0.2 未満」を 0.15 とみなす。
いずれも、E2/FT の値 (Retio) を算出するためにデータを一部修正した。

入れる社会になれば、平和で楽しい共同生活を送れる世界になる。新しいジェンダー医学を考えていきたい」と熊ちゃん先生は最期まで意欲を見せていらっしゃいました。

この話は、熊ちゃん先生の娘の医療ジャーナリストの熊本美加さんから聞いたのですが、私は、熊ちゃん先生は、外見からして心身共に〝男性性〟にこだわっているんだと思っていたので、人は見た目によらないんだな〜と感じたものです。実は見た目が怖い、会話が朴訥とした男性と、リーダー論や男女の共生社会論などの会話をすると嫌な顔をされると思って、熊ちゃん先生とその手の話をするのは避けていたのです。もっとこの件に関しては、たくさん会話しておけばよかったとちょっと後悔しています。

「人間の胎児の原型は女型。Y染色体でできた精巣からのテストステロンシャワーを浴びて、男につくりかえられている。Y染色体で完全な男になっているかのように見えても実は完全ではない。**女として生まれても、テストステロン作用によって脳の一部が男性的な要素を持っている人もいる。よくよく調べると男性でも膣の原型がちょっと残っている人もいる。明らかに半陰陽という人はごくわずかだけれど、細かく調べれば、男と女は2つに分けられるものではないのです**」。

「**男女性別の医学的問題は、ぎりぎりの分岐点の所では極めて複雑。**たとえば、胎児期の女性形からテストステロンシャワーを浴びて男性化する機序では、内性器の起源となるウォルフ管が発達すると精嚢になり、膣になるミューラー管は退化し消失すると言われていました。しかし、私の教え子の古屋亮兒先生の調査では、健常男性の16%にミューラー管、簡単にいうと膣の残基が存在していたのです。内性器の完全な男性化はかなり難しい。かつてヘルニアの疑いで受診した女性を診断した際、鼠蹊部に未発達の睾丸が見つかったこともありました。これはテストステロン分泌はされていたものの、受容体が機能していなかった症例です。他にもY染色体がなくてもX染色体の上にY遺伝子がのっかっていて精巣を持つケースも。性は、性器、染色体、性ホルモン、レセプター、脳の性分化など多様な観点で性は構成されています。あくまでも泌尿器科医の立場で、スポーツ競技で男女を分けるなら、性器ではなく性ホルモン値。運動能力への影響力を一番に考慮すべきだと考えます」

これも非常に印象に残っている熊ちゃん先生の考えです。熊ちゃん先生には札幌冬季オリンピックでかつて女性選手に対して行われていたセックスチェックの担当者で、半陰陽の女性選手を見つけて出場停止を告げた苦い経験があるそうです。この考えは、現在スポーツ界では、標準的になりつつあります。しかし**性ホルモンは、短期だけでなく中長期的にも、脳や身体に影響を与える**ことを考えると、値だけなく、その値であった期間も考える必要があります。競技の勝ち負けが、個々のアスリートの収入に影響を与えるスポーツ界では、みんなが納得する結論に至るまでには、さらなる研究が必要でしょう。

一方スポーツ界以外では、前述の熊ちゃん先生が予想していた未来。つまり『女性ホルモン』のもつ内向きの優しさと『男性ホルモン』の持つ外向きの行動力の、優しさと強さをミックスした、両性のニュアンスを同時に持ち合わせている人材がリーダーシップを担い、多様性を受け入れた、平和で楽しい世界を実現するという考えに関

胎児の生殖器の発達過程

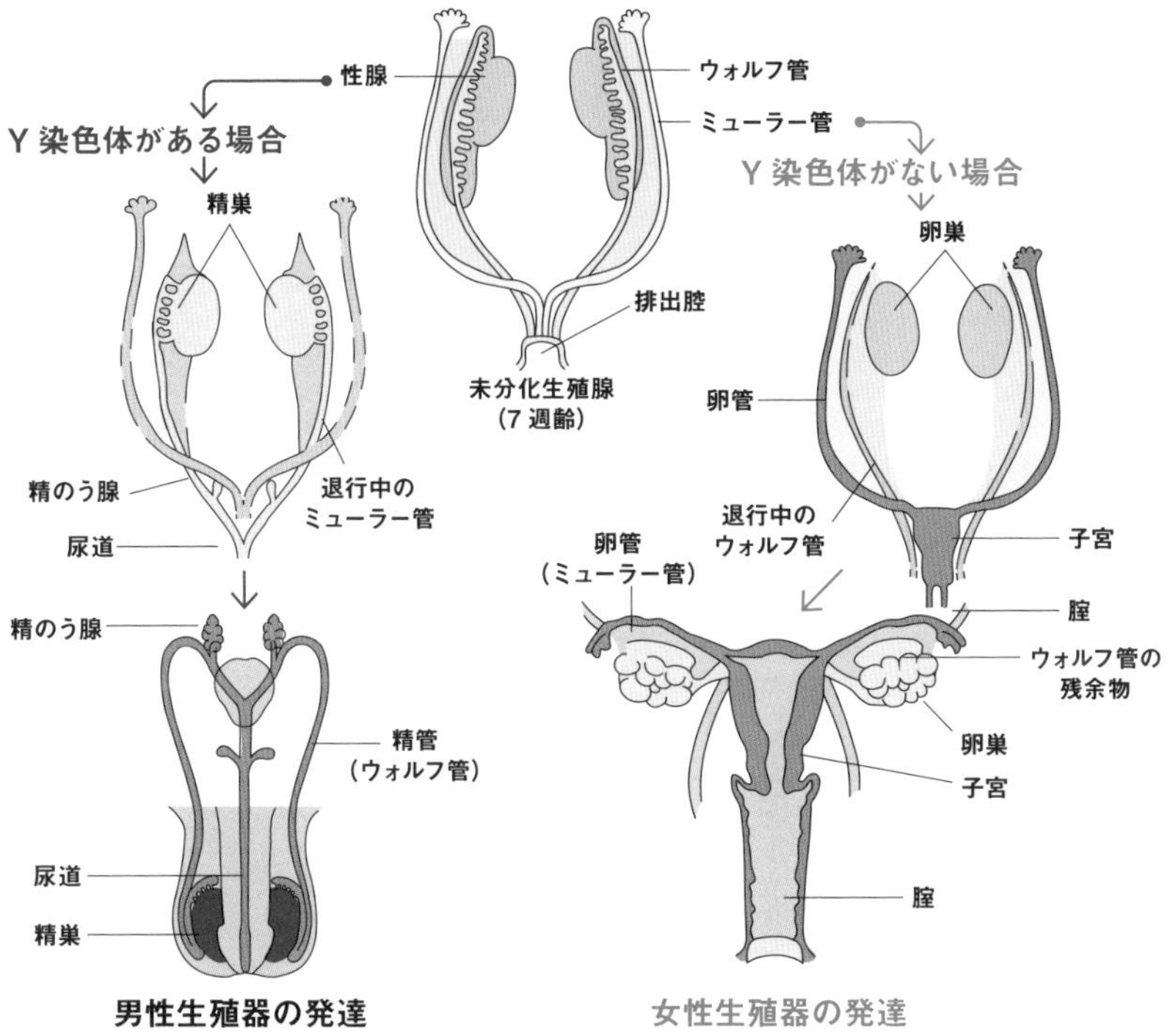
性腺
ウォルフ管
ミューラー管
Y染色体がある場合
Y染色体がない場合
精巣
卵巣
排出腔
未分化生殖腺
(7週齢)
卵管
精のう腺
退行中の
ミューラー管
尿道
退行中の
ウォルフ管
子宮
卵管
(ミューラー管)
腟
精のう腺
ウォルフ管の
残余物
精管
(ウォルフ管)
卵巣
子宮
尿道
腟
精巣
男性生殖器の発達
女性生殖器の発達

して、異を唱える人は少ないと思います。

その平和で楽しい世界で、男女とも、いくつになって、亡くなる数週間前まで自分で歩けて、自分の見回りのことを自分でできて、毎日ちょっとは楽しい事ができる人生を送ることができれば、素晴らしいとは思いませんか？

そんな楽しい世界の実現へキーワードの一つが、テストステロンなんです。体調が悪ければ、男女とも気軽に男性ホルモンのチェックができたり、成人・人間ドックで、フリーテストステロン測定ができたりする日本社会の到来を夢見ていた熊ちゃん先生の思いを受け継いで、テストステロンクリニックの実現を目指したいと、私は考えています。

あとがき

熊ちゃん先生と、美加さんと、私で作った本

日本のテストステロンの父・熊本悦明先生（本書では「熊ちゃん先生」と愛称で呼ばせていただきました）の娘さんである医療ジャーナリストの熊本美加さんとは、すいぶん前から一緒にお仕事をしている仲です。『ちつのトリセツ』の著者・原田純さんが社長の出版社・径書房から2021年に上梓した、『セックスにさよならは言わないで〜悩みをなくす膣ケアの手引』も美加さんが構成を手がけてくださった本。

熊ちゃん先生は、奥様を亡くされてから札幌から小田原へ移住され、小田原から東京へ元気に出勤されてました。そしてその人生の最後の研究が赤枝財団の「日本の女性の男性ホルモンの正常値を確定する研究」でした。私は、その共同研究者に名前を連ねさせていただきました。熊本先生は、研究を進めるために、時々東京のクリニックへ行く途中に横浜の私のクリニックにお寄りくださりました。

プライベートでは、90歳のお祝いに、みんなで温泉に行って、お祝いの混浴写真を撮りました（写真参照）。一緒に写っているのは、お友達の作家の三松真由美さんです（撮影は美加さん）。

その後4年は生きていたのですから辞世の句ではないのですが、その時にひねっていただいた一句をご紹介します。

卒寿にて混湯も楽し夏の夢

いい句ですよね。

誰もがあと10年くらい生きるだろうと思っていた熊ちゃん先生ですが、94歳でお亡くなりになり残念に思っていたところ、思いがけず、私に男女のテストステロンの本の執筆依頼があり、これはきっと熊ちゃん先生のお導きだと感じ、美加さんにお声がけして、二人でこの本を書くことになったのです。

美加さんの発する言葉は熊ちゃん先生譲り。ちょこっと古くて現代では女性蔑視的と捉えられかねない言葉も多く、全て丁寧に直しました。しかし熊ちゃん先生は、実際には女性蔑視をしていたわけではなく、奥様との関係性をみると、むしろ女性崇拝をしていたと感じています。

94歳までテストステロン補充をしていた熊ちゃん先生は、見事な「女好き」でした。

ただ生来テストステロンが高いタイプの男性ですので、話をするのは男同士のコミュニティーのほうが楽だったようで、90歳をすぎても、「女性とは何を話して良いかわからない」と言ってました。色々あったでしょうが、最後まで「人間好き」で、自ら進んで外に出て、孤独とは無縁の人生だったと思います。そんな熊ちゃん先生に、この本を捧げたいと思います。

自分の身の回りのことは自分でできて、気の合う人と毎日少しは楽しいことをして過ごす。そんな明るい人生の助けに、テストステロンをお役立ていただければ、とても幸せです。

2023年2月吉日　関口由紀

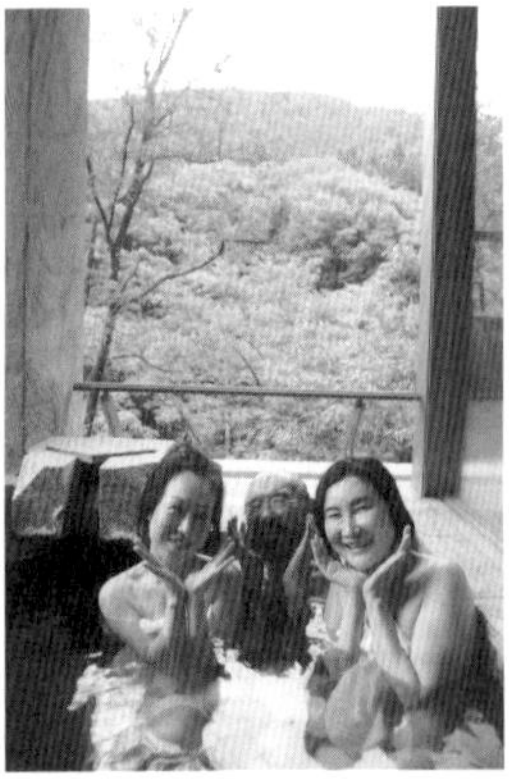

熊ちゃん先生の卒寿記念の混浴写真。

参考文献

・『セックスにさよならは言わないで: 悩みをなくす膣ケアの手引』
（関口由紀・著、径書房・刊、2021/12/14)
・『「男性医学の父」が教える 最強の体調管理 テストステロンがすべてを解決する!』
（熊本悦明・著、ダイヤモンド社・刊、2019/10/31）
・『アダムとイヴの科学―性の形態から、性の役割まで』
（熊本悦明・著、(カッパ・サイエンス) 光文社・刊、1981/8/1)
・『男はなぜ女より短命か?』（熊本悦明・著、実業之日本社・刊、2013/12/20）

PROFILE　関口由紀（Yuki Sekiguchi）

『女性医療クリニック・ＬＵＮＡグループ』理事長。医学博士、経営学修士（ＭＢＡ）、日本メンズヘルス医学会テストステロン治療認定医、日本泌尿器科学会専門医、日本排尿機能学会専門医、日本性機能学会専門医、日本東洋医学会専門医、横浜市立大学医学部客員教授、女性総合ヘルスケアサイト・フェムゾーンラボ社長、日本フェムテック協会代表理事。メディア出演多数。『「トイレが近い」人のお助けBOOK』（主婦の友社）、『女性のからだの不調の治し方』（徳間書店）、『セックスにさよならは言わないで：悩みをなくす膣ケアの手引』（径書房）など著書多数。

女性医療クリニックLUNA● www.luna-clinic.jp
フェムゾーンラボ● www.femzonelab.com

性ホルモンで乗り越える 男と女の更年期

知っておきたい驚異のテストステロンパワー

2023年2月15日 第1刷発行

著者　関口由紀
構成　熊本美加
イラスト　赤星たみこ
デザイン　中川　純　福地玲歩（ohmae-d）
編集　松本貴子（産業編集センター）

発行所　株式会社産業編集センター
〒112-0011
東京都文京区千石４丁目39番17号
TEL 03-5395-6133
FAX 03-5395-5320

印刷・製本　萩原印刷株式会社

ISBN 978-4-86311-355-8　C0077